# 我们与认知症的距离

認知症の人
の心の中は
どうなって
いるのか？

[日] 佐藤真一

著

赵心怡

译

中信出版集团 | 北京

图书在版编目（CIP）数据

我们与认知症的距离 /（日）佐藤真一著；赵心怡
译 . -- 北京：中信出版社，2023.3
ISBN 978-7-5217-5208-3

Ⅰ . ①我… Ⅱ . ①佐… ②赵… Ⅲ . ①阿尔茨海默病
－普及读物 Ⅳ . ① R979.9-49

中国国家版本馆 CIP 数据核字 (2023) 第 023105 号

我们与认知症的距离
著者： [日] 佐藤真一
译者： 赵心怡
出版发行：中信出版集团股份有限公司
（北京市朝阳区东三环北路 27 号嘉铭中心　邮编 100020）
承印者： 唐山楠萍印务有限公司

开本：880mm×1230mm 1/32　　印张：7.5　　　字数：155 千字
版次：2023 年 3 月第 1 版　　印次：2023 年 3 月第 1 次印刷
京权图字：01-2023-0640　　　书号：ISBN 978-7-5217-5208-3
定价：49.00 元

版权所有·侵权必究
如有印刷、装订问题，本公司负责调换。
服务热线：400-600-8099
投稿邮箱：author@citicpub.com

# 目 录

# 前言

## 深陷于孤独感的内心

曾经有一次，我带着研讨会上的学生去养老院探望患认知障碍症[1]的老人。然而，学生们在最开始甚至无法以正确的方式与老人们沟通。他们只是简简单单地问候老人"您午饭吃了什么"或者"您过年的时候回家了吗"之类的问题。

想来那些学生只是抱着理所当然的态度，觉得所有人都会记得自己三十分钟前吃了什么午饭，都能回忆起十天前的除夕夜自己在哪里。而老人们面对宛如自己孙子孙女般的学生们，虽然很想和蔼地回答他们的问题，却什么也答不上来。

除此之外，还有这样一个案例。如果让患上认知障碍症的老人根据俗语的意思选择相应的图片，听到"冷若冰霜"时老人会选择冰雪的图片，听到"事不过三"时老人则会选择印着数字三的图片。他们无法理解隐藏在词语中的真正含义，只能看到其字

---

1 又称认知症、痴呆症，为了便于大众理解和记忆，本书书名采用"认知症"，内文保留完整表述，即"认知障碍症"。——编者注

面意思。

也就是说，对于认知障碍症患者来说，不论是比喻、讽刺、玩笑还是其他有深意的话语，他们都难以理解其真实含义。也正是因为我们认为老人们能理解这些，并抱着这种理所当然的想法跟他们交流，才会出现问答牛头不对马嘴、对话难以继续的情况。

在看护患者时，为了不伤到老人们的自尊心，护理人员往往会选择委婉的说话方式，结果老人们根本听不懂。而老人们自身做不到委婉地表达自己的需求，往往直来直往地表达诉求，结果在他人看来格外"任性"。这就是认知障碍症患者的常态。

除此之外，老人们常常会忘记自己刚刚说过什么，把同一件事翻来覆去地讲。而作为听众的我们可能就会感到不耐烦，告诉对方"我现在很忙，等会儿再说好吗"或者"这个你几分钟前刚刚说过"。我们说这话当然是没有任何恶意的，但是对于老人们来说，这些话就等同于"我不想跟你说话"，等同于被无情地拒绝。

从这些例子我们可以看出，老人一旦患上认知障碍症，就会失去表达的逻辑性，再也无法和他人顺畅交流。他们无法理解他人的话语、无法表达自身的诉求，还总是惹怒聊天对象，而这一切反反复复地充斥着他们的生活……他们痛苦万分又寂寞难耐，深陷其中却难以挣脱。

于是患病后他们本就艰难的生活变得更加束手束脚。原本有些事通过顺畅的交流，或是寻求他人帮助就能顺利完成，如今却因为失去了沟通能力而事事不顺，再也不像曾经那般了。

## 看护时首先注重与患者的交流

目前针对认知障碍症的工作主要有以下两个方面。一方面是鼓励人们每天锻炼大脑、坚持有氧运动来预防认知障碍症发病的预防工作；另一方面是通过培养"认知障碍症助手"（指拥有正确的认知障碍症相关知识，为患者和其家人提供帮助的人）来援助患者的人员培养工作。

但随着这些工作的推进，问题也浮出水面：以发病率最高的阿尔茨海默病为首的大部分认知障碍症，都非常难以预防。而在认知障碍症助手的培养工作上，虽然来听教学讲座的人数在日益增加，但实际去帮助患者或患者家属的人数并没有显著的增加。

厚生劳动省[1]近年来大力推行的"社区综合护理体系"面向大众提供各类援助和服务工作，旨在让老人们在熟悉的环境里、以自己喜爱的生活方式度过最后的时光。然而，应该为认知障碍症患者提供什么援助，到现在仍是一个悬而未决的问题。

在医疗界，多奈哌齐（donepezil）等治疗认知障碍症的药物因为其效果甚微而副作用巨大，已经在欧洲等地被移出医保报销

---

1　厚生劳动省是日本负责医疗卫生和社会保障的主要部门。厚生劳动省设有 11 个局 7 个部门，主要负责日本的国民健康、医疗保险、医疗服务提供、药品和食品安全、社会保险和社会保障、劳动就业、弱势群体社会救助等职责。——编者注

范围。如何根治认知障碍症？到现在毫无突破口。而通过改善生活、服用保健食品或者进行机能训练等方法也同样无法起到根本性的作用。

在这种堪称绝境的情况下，我们最后的希望便是认知障碍症护理工作。让老人即便患上认知障碍症也可以过得幸福又美好，这就要求护理工作有高质量、高标准。不断提高护理工作的水平，可以说是当下应对认知障碍症的唯一的办法。

而要提高护理工作的质量，与患者的交流是不可或缺的。所谓认知障碍症，究其原因，就是由于人体认知功能的持续低下导致的无法正常生活的状态，而所谓的正常生活又与交流息息相关。

然而，认知障碍症患者与他人的交流往往困难重重，难以与他人相互理解，这导致患者的生活中尽是不如意之事，最后使他们慢慢沉向孤独的深渊。

所以在认知障碍症护理工作方面，最重要的就是如何与患者建立良好的沟通。只要我们了解并熟悉认知障碍症患者交流时的特征，并运用这些特征建立起相互理解的沟通渠道，那么就能使患者渐渐从孤独感和疏离感中走出来，重新回归正常的生活。

在这方面，前文我提到的学生们就领悟了诀窍。最近他们去养老院探望老人时，不再问老人们最近做了什么，而是问"您小时候有什么特长吗"或者"您以前过年时都玩儿什么呢"这种老人们能回答上来的问题，成功建立了良好又顺畅的沟通。

老人们听到这些问题，也开始开开心心地回忆往昔，给孩子们讲述过去的故事。虽然他们很快就会忘记自己今天给一群学生讲了故事，但是这种轻松快乐的情绪与感觉会一直停留在老人们的心中。那天学生们要离开的时候，老人们的心态也十分平和，而不像以前一样一听到人要走了，就坐立不安、心神不宁。

## 了解认知障碍症，也是了解未来的自己

那么，要怎么做才能了解并熟悉认知障碍症患者交流时的特征，并运用这些特征建立起相互理解的沟通渠道呢？要怎么样与认知障碍症患者心意相通，共享酸甜苦辣，让他们拥有平静又美好的生活呢？

本书将与读者一起探究这些问题的答案。须知了解认知障碍症，也是了解未来的自己。

根据厚生劳动省的调查统计，2012 年日本患认知障碍症的 65 岁以上的老年人已有 462 万人。到 2025 年，20 世纪 40 年代出生的婴儿潮一代都将达到 75 岁以上，到那时预计将有 700 万患认知障碍症的老年人。也就是说，平均 5 个老年人中就有 1 个患者。

而根据计算，85 岁以上的老年人中，55% 都患有认知障碍症。

这意味着我们每个人都有可能成为认知障碍症患者，也都有可能在将来承担起照顾认知障碍症患者的责任。

综上，本书将在第一章里介绍基于最新研究成果开发的"日常对话式认知功能评测"（Conversational Assessment of Neurocognitive Dysfunction，CANDy），分析认知障碍症患者在对话中显现出的各种特征。

CANDy原本是为了筛查认知障碍症患者而开发的一种测试，"对话的特征"则是其评判结果的一个指标。所以通过CANDy就能同时得知被测试人患认知障碍症的轻重以及与其对话的特征。

同时，这一章将会讲解使用CANDy时，测试人应该采取什么样的对话方式，并分析被测试人的话语背后隐藏的心理。

接下来在第二章里将会介绍认知障碍症患者交流能力低下的一个重要因素——社会认知能力低下。社会认知能力的低下往往不易被他人察觉。在此阐述的社会认知能力，简单来说就是指一个人能通过对方的表情、话语和动作等因素推测对方的意图，并做出相应的恰当举动的能力。

第三章中将基于最新研究成果，介绍人类记忆力和注意力的构成方式、认知障碍症引发的代表性病症、轻度认知障碍以及如何预防认知障碍症。

在此基础上，第四章将讲述认知障碍症患者不得不面对的苦恼和问题。逐渐失去自我究竟是怎样一种感受？再也无法正常生活又是何种感觉？仿佛只有自己活在另一个世界里，又是一种怎样的体验？这一章将基于具体的案例，为读者展现认知障碍症患者的种种痛苦。

最后在第五章中，我们将探究如何尽可能地减少患者面临的痛苦和生活上的种种不便，以及如何与患者建立良好的沟通渠道。

在认知障碍症患者中有这样一句话——"记忆虽失，我心不改。"那么所谓的"心"又是什么呢？对于这个问题，本书也将通过具体的实例尽可能地展现何为"心"。我们相信通过了解患者的内心、尊重患者的内心世界，能减轻患者在生活上的不便和内心的孤独感，而这两者正是认知障碍症的本质问题。减轻这两者带来的负面影响，也就意味着给予患者更加美好的幸福生活。

不论是否患上认知障碍症，每个人都理应拥有幸福的老年生活。对于人的一生来说，就是要迎来一个圆满结局。而这，就是我做研究的最终目标。如果这本书能为你，或是为你身边亲近的人们实现人生的圆满结局有一些帮助，或是提供一些新的灵感，那将是我最大的荣幸。

最后在此提前声明，本书中提到的事例均由真实事件改编。但为保护个人隐私，部分事例修改了具体信息，并有部分事例是由多个事件合并改写而来的。

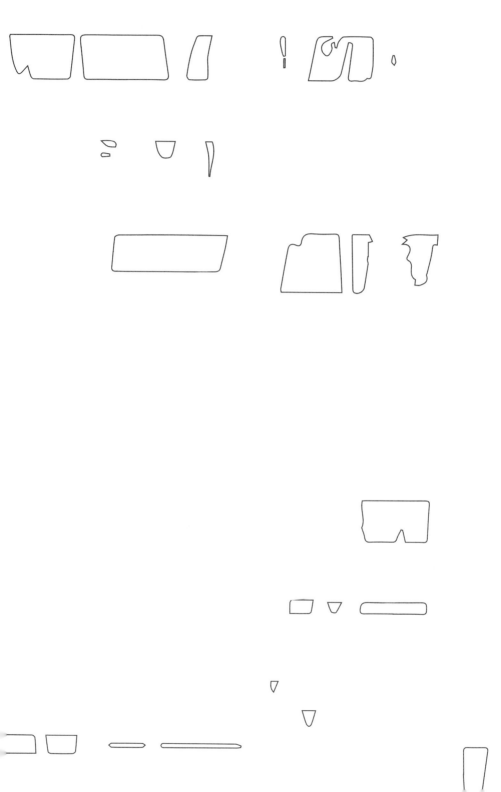

# 第一章

# 重拾与认知障碍症患者的
# "交流"

# 运用"CANDy"从日常对话中了解对方

## 患病后，患者的表达失去逻辑性

你有过这样的经历吗？跟老人说话时，总感觉"我们好像不在一个频道"。不管是跟自家父母，还是跟亲戚家的叔叔阿姨，或是跟邻家的老爷爷老奶奶说话，总会有牛头不对马嘴的感觉。比如说像这样：

A：您最近还好吗？

B：我孙子啊，前不久刚结婚，马上就要有孩子了，我要有曾孙啦。你有孩子了吗？

A：嗯，我家有个两岁的女儿。

B：挺好挺好，令千金很可爱吧？

（一段关于 B 的家人的对话）

B：你刚才说的你家那孩子，年纪还小吧？在上幼儿园还是小学？

A：还在上幼儿园呢，才两岁。

B：哦哦，你刚刚好像说了是两岁。这个年纪正是惹人爱的时候啊。会说话了吗？

A：能说不少话了。只不过有些词说得不太清楚，叫人听不懂。

B：正是惹人爱的年纪啊。是男孩还是女孩啊？

A：是女孩。

B：那挺好的，女孩爱说话。


此处的 A 是护理人员，B 是一位 80 多岁的女性。

可以看出，B 并没有记住 A 所说的"我家有个两岁的女儿"这个信息。于是 B 在对话中有意无意地抛出问题，试图补全缺失的记忆。如果 A 说话时不太上心，那可能只会觉得 B 说话牛头不对马嘴。但一旦细心聆听，就会发现 B 这样的认知障碍症患者在对话中的特征：反反复复地询问早就得到过答案的问题。

事实上，如果运用下文将要介绍的"CANDy"（根据日常对话来评判认知能力的一种方法）来评定的话，满分 30 分的情况下，B 的得分是 21 分。而在 CANDy 中得分 6 分就表示被测试人有患认知障碍症的可能性。分数越高，说明病情越严重。可以看出，B 的认知障碍症很可能已经到了比较严重的阶段。

再举一个例子。此处的 A 是护理人员，C 是一位 90 多岁的女性。

A：您之前是从事农业方面的工作吗？都种过什么呢？

C：是啊，差不多都种过。

A：主要是种蔬菜吗？

C：蔬菜多多少少也种过吧。

A：具体都是些什么菜呢？

C：具体的啊……总之各种各样吧。

A：比如像萝卜这种，能具体说一下名字吗？

C：嗯，我也种过萝卜呢。除了萝卜，还有……还有一些其他蔬菜吧。

A：种过红色的蔬菜吗？

C：红色的，红色的……的确有过。但是都过去那么久了，我一下子还真想不起来了。不过红色和绿色的蔬菜我确实都种过。每次从学校放学回来，爸妈就立马叫我去地里搭把手。那年头总是忙着收庄稼啊、晒粮食啊，一直闲不下来呢。

可以看出，在这段对话中 A 多次询问 C 都种过什么蔬菜，并给出了相应的提示，但 C 却什么也回答不上来。

单从这段对话来看，C 的病情似乎要比上文的 B 严重得多。但根据 CANDy 的测试结果，C 的得分仅有 19 分，比起得 21 分的 B，C 的病情其实更轻。

因为 CANDy 并不是根据这种简短的对话来评定认知障碍症的轻重，而是通过 30 分钟左右的长对话来进行评判。想必 B 在长对话的其他部分里逻辑不清晰的发言更多，所以评分要比 C 高出一些。

反观 C 在经过常用的认知障碍症判定测试"简易智力状态检查量表"（Minimum Mental State Examination，MMSE）检测后，被有惊无险地划分到了"非认知障碍症"的范畴。且 C 自身在日常生活中并没有异常的行为举动，所以在日常护理工作中，C 并没有被当作认知障碍症患者来进行看护。

当然，从 C 的对话记录中可以明显看出她与人交流时逻辑不通，CANDy 评分也已经达到 19 分，所以 C 很有可能正处于完全发病的前夕。

如果在对话后只是觉得"我们不在一个频道"，而没有意识到这是认知障碍症导致的现象，那么对患者的帮助也就无从谈起。这最终将导致认知障碍症患者在生活上的不便和心灵上的孤独进一步加深并扩大。

但是，如果借助 CANDy 了解到其可能已经患病的事实，了解到患者对话时的特征，那我们就能更好地与患者交流沟通，减轻他们在生活上的不便和内心满溢的孤独感。

比方说在刚刚 B 的例子中，我们可以尝试将多个信息缩减至一个，从而使患者能够牢牢记住。对于 B 的"你有孩子了吗"的询问，如果像上文一样回答"嗯，我家有个两岁的女儿"，那就是同时传递了三个复杂的信息。若要缩减至一个，应该回答

"嗯，我家有一个孩子"。这样一来，B 就能牢牢记住这个信息，从而使得对话得以顺利进行。

而在 C 的例子中，由于 A 一味地要求 C 去回忆一些难以记起的往事，C 缺乏交流的兴致。这种时候我们应该转移话题，引出一些 C 可能会感兴趣的有关时事新闻或者季节、天气的对话，激发 C 说话的兴趣和欲望。当 C 主动去表达自身的想法和感受时，她也就开始发自内心地享受与人交流的感觉了。

# "CANDy" 是什么
## ——通过"对话"来评判认知能力

所谓"CANDy"，是我们的研究团队在 2016 年开发的一种通过日常对话来评判认知能力的方法。

而之所以锁定日常对话这个关键点，也正是基于认知障碍症患者的最大特征——无法与他人正常交流。具体的症状可能会表现为无法回忆起一些事物、描述不出事物的细节、反应迟钝以及只能读懂话语的表面意思等。

所以在迄今为止的医疗和护理工作中，通过对话就能推测一个人是否为认知障碍症患者已经是一个不争的事实。但是，认知障碍症患者具体有什么特征，这些特征的轻重缓急却无从得知。换言之，以前这些特征并没有被精确地数值化、可视化。

基于这样的背景，我们开发了"日常对话式认知功能评测"。

我们相信，了解并熟知认知障碍症患者在对话中的特征，是建立良好的患者护理体系的过程中最重要的基石。

比方说，一位患者在患病后逐渐无法理解委婉的语气和比喻手法背后的含义，自己也不再会用那些弯弯绕绕的说法。于是他常常会对他人委婉的劝说不理不睬，毫不客气地直抒自己的主张和诉求。

这种时候，对方往往也会十分生气，心想"我说的话你一句都不听，只顾自己想说什么就说什么，太自私自利了"。而这完全是一种误解。但这种误解会让看护人和患者之间的关系恶化，让患者本就艰难的患病生活更加困难、更加孤独。

但是，如果看护人了解认知障碍症患者在对话中的特征，也就会明白患者并非无理取闹、自私自利，只是病情使然。由于日常对话在日常生活中占有极大的比重，所以一旦对话无法顺利进行，患者的日常生活节奏也会被彻底打乱。

其次，认知障碍症患者的另一个特征就是无法理解复杂的问题，无法做出正确的判断。这就导致在问他们问题的时候，他们要么一个劲地问答"嗯"，要么干脆沉默不语。于是旁人就会理所当然地觉得"他听不懂我在说什么吧"或者"他根本不会说话吧"，并且从此放弃与患者交流。这其实相当于从认知障碍症患者的心扉外部锁上了门，会导致患者的说话欲望和对话能力愈发低下。

这种时候如果有志愿者这种经过专业训练的人士与患者搭话，有时甚至会出现患者突然开始滔滔不绝地讲话的情况，让旁人都大吃一惊。这就说明患者并不是听不懂，也不是不会说，只是需要一个正确的倾听者。

而且，认知障碍症的症状是会变化的。一般来说随着时间的推移病情会越发严重，但加重的方式和症状则因人而异。然而在现阶段，一位患者确诊认知障碍症后，大概率就不会再接受认知能力的检查了。

这就导致旁人对患者认知能力的评价跟患者的真实状态不符，要么偏高，要么偏低。而大部分看护人都在完全不清楚患者认知能力高低的情况下与患者进行着接触。

为了不陷入这种困境，为患者提供更适合的护理环境和更适当的接触方式，我们有必要全面掌握认知障碍症的种种特征和状态。为了缓解患者在生活上的不便和心灵上的孤独，我们更有必要与患者心连心，尝试理解患者的心声。

这一切的切入点就是"对话"。而通过对话了解患者，让患者敞开心扉的重要工具，就是"CANDy"。


## "CANDy" 的使用方法和评判方法

接下来将详细介绍 CANDy 的实际使用方法。

CANDy 不需要测试人有多高的资质，经验尚浅的护理人员和患者家属都能简单上手，同时也不会给被测试人带来任何负担。

具体做法如表 1-1 所示，通过回答患者在日常对话中可能出现的 15 个相关问题，得到被测试人的认知能力的最终评级。

## 表1-1　日常对话式认知功能评测 CANDy

| * 测试的对话时间应不少于 30 分钟。分多次进行的测试，对话总时长应不少于 30 分钟（可以超时）。<br><br>**频率的判断标准**<br>有时能见到类似的症状：出现 1~2 次，或是集中注意力才能有所察觉。<br>常常能见到类似的症状：出现 3 次及以上，或是在对话时频繁出现。由于此症状，对话往往难以进行。 | | | 从没见过类似的症状 | 有时能见到类似的症状 | 常常能见到类似的症状 |
|---|---|---|---|---|---|
| 项目编号 | 分类编号 | 评测项目 | | | |
| 1 | 1-1 | 在对话中反复询问类似的问题<br>（评测是否有健忘症状及健忘水平） | 0 | 1 | 2 |
| 2 | 1-2 | 对说话对象的认知不明确<br>（评测对他人的认知水平） | 0 | 1 | 2 |
| 3 | 1-3 | 无论面对什么话题都没有兴趣<br>（评测对事物的关心程度） | 0 | 1 | 2 |
| 4 | 2-1 | 说话缺少广度和深度<br>（评测思考能力和逻辑能力） | 0 | 1 | 2 |
| 5 | 2-2 | 无法回答问题，糊弄或转移话题<br>（评测是否有掩饰倾向和其程度） | 0 | 1 | 2 |
| 6 | 2-3 | 对话中断<br>（评测持续专注的能力） | 0 | 1 | 2 |

| 7 | 3-1 | 表现出想尽快结束对话的意愿<br>（评测对交流的意愿高低） | 0 | 1 | 2 |
|---|-----|------------------------------------------|---|---|---|
| 8 | 3-2 | 说话内容模糊不清，不够具体<br>（评测语言的表达能力） | 0 | 1 | 2 |
| 9 | 3-3 | 用词不够简单通俗的话就无法理解意思<br>（评测对词语的理解能力） | 0 | 1 | 2 |
| 10 | 4-1 | 说话绕圈子，不直截了当<br>（评测语言组织能力） | 0 | 1 | 2 |
| 11 | 4-2 | 不理解最近时事新闻的有关话题<br>（评测对于社会事件的记忆力和关心程度） | 0 | 1 | 2 |
| 12 | 4-3 | 说不出现在的时间、日期和季节<br>（评测是否理解时间这一概念） | 0 | 1 | 2 |
| 13 | 5-1 | 不知道之后要去做什么<br>（评测对预定计划的记忆能力） | 0 | 1 | 2 |
| 14 | 5-2 | 说话多，但话中包含的信息少<br>（评测词汇储备和遣词造句能力） | 0 | 1 | 2 |
| 15 | 5-3 | 话题逐渐偏移，最终脱离原本的主题<br>（评测梳理对话内容的能力） | 0 | 1 | 2 |
| 总得分 | | | | | |

测试人如果日常接触过患者，那么看到一些选项可能就会觉得"的确有这么一回事"。为了得到这15个项目的准确答案，具体应该和患者进行什么样的对话，这一问题将在下一小节中详细解答。

如果对话时间过短，我们将难以判断患者的对话特征。所以在进行这 15 个项目的问答时，务必要将对话时间保持在 30 分钟以上。

当然，也不必将全部项目一口气做完。可以把对话问答分为多个部分进行，并将时长的总和保持在 30 分钟以上即可。

同时，测试人如果平日里与被测试人有着频繁的沟通交流，那么也可以根据被测试人平日里的表现来回答有关问题。

各个项目的评分机制如下所示：

**从没见过类似的症状（0 分）**：在 30 分钟左右的对话交流中，没有见到类似的症状。

**有时能见到类似的症状（1 分）**：在 30 分钟左右的对话交流中，出现过 1~2 次类似的症状。或是该症状需要集中注意力才能有所察觉。

**常常能见到类似的症状（2 分）**：在 30 分钟左右的对话交流中，出现过 3 次及以上类似的症状。或是该症状在对话时频繁出现。又或者由于此症状，对话往往难以进行。

最终 15 个问题的得分总和如果在 6 分及以上，则说明被测试人有患认知障碍症的可能性。

由于 CANDy 是针对认知障碍症的一种筛查，所以是否患病依旧需要专业医疗检查来进一步判定。

同时，CANDy 并非一次性的测试，而是需要每三个月到半年进行一次的定期测试，需要通过总得分随时间的变化来观察被测试人认知能力的起伏程度。

通过观察得分有所增加的项目，也可以看出被测试人在对话中的特征和症状的变化程度。这样一来不仅可以掌握患者过去的状态，也能全面了解从过去到现在状态的改变和患者的现状，从而找到更合适的交流与护理方式。


# 通过"CANDy"
# 了解患者的交流特点和生活状态

为得到表 1-1 中 15 个项目的准确答案，具体应该和患者进行什么样的对话呢？

原则上来说，对话的具体内容可以由测试人自由发挥。但如果话题能与患者的内心世界相关联，那测试内容同时也能为今后与患者的接触和护理工作给予一定的帮助。

在此方便起见，将 15 个项目分为每 3 个一组，举出以下对话的示例。


分类 1（项目 1~3）：有关对话整体特征的话题。

分类 2（项目 4~6）：父母、兄弟姐妹、配偶或子孙等，有
关被测试人家人方面的话题。

分类 3（项目 7~9）：食欲或睡眠情况等，有关被测试人身
体健康方面的话题。

**分类 4（项目 10~12）：**兴趣爱好或近况等，有关被测试人兴趣取向的话题。

**分类 5（项目 13~15）：**日常生活或日后计划等，有关被测试人一天的生活的话题。

接下来是不同项目的对话举例。这些例子都以家庭内进行测试为前提，根据官方手册中的例子改编而来，在家庭内进行测试的情况下可以适当参考。

在熟练掌握技巧之后，测试人也不要被示例局限思维，最好能根据对话内容随机应变。

护理或医疗工作的相关人员可以通过以下链接免费下载官方手册。当然，非护理及医疗工作相关人士也可以进行免费下载。

http://cocolomi.net/candy/howtouse/ [ 或在网络上搜索 "日常对话式认知功能评测"（日常会話式認知機能評価）]

**分类 1：有关对话整体特征的话题。( ＊请通过整体的对话内容，选择被测试人是否符合以下列举的特征 )**

**1. 在对话中反复询问类似的问题（评测是否有健忘症状及健忘水平）**

- "你吃过饭了吗？""晚饭要到六点才吃。"……（其他话题）……

"你吃过饭了吗？"

- 我的钱包放哪儿了？""在抽屉里面吧。"……（其他话题）……

"我的钱包放哪儿了？"

- 你会带我去医院的，对吧？""嗯，我会陪你去的"……（其他话题）……

"你会带我去医院的，对吧？"

就像这样，被测试人反复询问同一个问题。

## 2. 对说话对象的认知不明确（评测对他人的认知水平）

- 把孙子叫成"儿子"或"女儿"。
- 不认识日常接触的家人或护理人员，询问他们是谁。
- 对着做过自我介绍的人询问他们的身份。
- 称呼亲近的护理人员为"先生／小姐"。

## 3. 无论面对什么话题都没有兴趣（评测对事物的关心程度）

- 面对"你喜欢这个吗""一起出门散步吧""今天是你的生日呀""来帮我整理一下毛巾吧"等各类话题，只是一味地回答"是啊""不知道""嗯"这种简短的答复。
- 或者面对问题一言不发。

**分类2：父母、兄弟姐妹、配偶或子孙等，有关被测试人家人方面的话题。**

**4. 说话缺少广度和深度（评测思考能力和逻辑能力）**

- "你有几个兄弟姐妹？"

  "我们兄弟姐妹九个，我是老幺。我们那会儿种旱田，也种水田。种蔬菜、水稻这些，什么都有。"

  "你小时候也帮家里干活吗？"

  "嗯，我们兄弟姐妹九个。我是老幺，也经常在地里帮忙，种蔬菜水稻这些，什么都有。

  类似这一类的对话中，虽然被测试人说话的量多，但话中包含的内容很贫乏。哪怕改变问题的内容，被测试人给出的回答内容也没有变。

**5. 无法回答问题，糊弄或转移话题（评测是否有掩饰倾向和其程度）**

- "你有几个孙子呀？"

  "嗯……你突然这么一问，我一下子想不起来了。"

- "你以前是住在哪里的？"

  "……这是两码事吧。"

  如上述对话，被测试人面对问题时尝试转移话题。如果遇到这种被测试人明显无法理解问题的情况，应适当调整问题的问法，观察其是否拥有回答的能力。

## 6. 对话中断（评测持续专注于对话的能力）

- "你老家是做农业的，对吧？"

  "嗯。"

- "你跟老伴是相亲认识的，对吧？"

  "对。"

- "孙子来看望你，开不开心？"

  "还行。"

如上述对话，被测试人仅仅对问题做出最低限度的答复，然后就此中断了对话，并且没有将话题拓展发散的意愿。

## 分类 3：食欲或睡眠情况等，有关被测试人身体健康方面的话题。

## 7. 表现出想尽快结束对话的意愿（评测对交流的意愿高低）

- "最近身体还好吗？"

  "啊，谢谢你。"

  如上述对话，被测试人不具体地回答问题，只是给出礼貌的回应。

- "最近食欲如何？"

  "还行。我可以走了吗？"

  如上述对话，被测试人主动表示希望结束对话。

- 或者出现沉默、低头不语的情况，导致对话无法进行。

- 在结束自己感兴趣的话题后，出现坐立不安的情况。

## 8. 说话内容模糊不清，不够具体（评测语言的表达能力）

- "平时都做什么运动？"

  "嗯，各种都有吧。"

  "各种都有指的是？"

  "我经常运动呢。"

  如上述对话，被测试人的回答内容模糊不清。哪怕进一步询问细节，也只能得到笼统抽象的回答。

## 9. 用词不够简单通俗的话就无法理解意思（评测对词语的理解能力）

- "你最近睡眠时间还充足吗？"

  "啊？"

  "晚上睡得好吗？"

  "哦，睡得挺好的。"

- "你的腰疼治好了吗？"

  "啊？"

  "腰还疼吗？"

  "还是每天都疼呢。"

  如上述对话，被测试人无法理解较为复杂的词汇和短语，只能理解简单通俗的说法。

## 分类 4：兴趣爱好或近况等，有关被测试人兴趣取向的话题

### 10. 说话绕圈子，不直截了当（评测语言组织能力）

- "妈妈，你有什么兴趣爱好？"

  "我啊，在年轻的时候上过日式裁剪和西式裁剪的课，学到了好多东西。你们以前穿的衣服，不都是我亲手做出来的吗？到现在，一些小玩意的话可能还有人自己做，但大部分人都是直接买，都没人自己亲手做衣服了。我昨天还试着缝了点东西，做了个小背包呢。"

  如上述对话，被测试人想要讲述自己现在的兴趣爱好，话题却朝着往事展开了。

- 或者在进入正题之前的铺垫内容过长，迟迟说不到关键内容。

### 11. 不理解最近时事新闻的有关话题（评测对于社会事件的记忆力和关心程度）

- "最近电视新闻上一直在说某某话题呢。"

  "是吗？我都不看电视，完全不知道。"

- 或者有过类似"我对那些不感兴趣"的发言，对社会热点话题漠不关心。

## 12. 说不出现在的时间、日期和季节（评测是否理解时间这一概念）

- "你最近去按摩了吗？"

 "去了。"

 "什么时候去的？"

 "什么时候来着……"

- 或者给出类似"今天是 × 号，所以我去按摩是在……几号来着"的答案，说不出事情发生的具体日期。

- 说错今天的日期。

- 被问及日期，会用"不知道也不碍事"之类的说辞转移焦点。

- 出现在大中午却说"到早上了"之类的行为。


**分类 5：日常生活或日后计划等，有关被测试人一天的生活的话题。**


## 13. 不知道之后要去做什么（评测对预定计划的记忆能力）

- "膝盖还在疼，是吗？这周说好的周几去医院？"

 "啊……这周说好要去医院的吗？"

 如上述对话，被测试人忘记了之前约好的事。

- "上次是周三去的，所以这次应该是……？"

 "不知道。我都交给老伴打理了。"

 如上述对话，尽管测试人给出了时间上的线索提示，但被测试人仍无法给出一个准确答案。

- 或者采用不同的说法询问同一个预定计划的时间时，得到完全不同的答案。

## 14. 说话多，但话中包含的信息少（评测词汇储备和遣词造句能力。不限于此话题，可以从整体的对话中进行观察。）

- "你平时都做些什么呢？"

  "做些什么啊。我每天忙得很呀，要忙着准备做饭。"

  "除了做饭，还做些什么？"

  "我忙得很呀。这也要做那也要做的，忙着忙着一天就不知不觉地过去啦。"

  如上述对话，虽然被测试人有很强的表达欲，但话中包含的具体信息很少。回答内容也仅仅是提问的一小部分。

## 15. 话题逐渐偏移，最终脱离原本的主题（评测梳理对话内容的能力）

- "你平时都做些什么呢？"

  "我经常去朋友家里和人一起聊天。说起来，我之前去我朋友家的时候，走在半路上突然碰到了青梅竹马的鱼店家的小子。我就跟他聊了好一会儿，他说他儿子都结婚了呢。这么说来，你没有结婚的打算吗？"

  如上述对话，虽然被测试人最开始在回答问题，但是说话内容逐渐跑偏，最终说到其他话题上去了。

- 或者前一秒还在高兴地说话，后一秒却突然开始诉苦，说话内容急剧变化。
- 回答和提问的内容出现严重不符的情况。

经过测试，想必你的脑海中也有了一个患者在对话中的整体形象了。

在进行了 CANDy 测试后，回想患者曾经的那些难以理解的举动，我们终于能明白，原来当时是那么一回事啊。有了这一层理解，我们今后再与患者进行交流沟通时，就不会感到时而烦躁时而抑郁，交流时的负担感也会随之减轻。

最终，我们慢慢地能与患者轻松地交谈，不再有任何压力，患者的日常对话量也会慢慢增多。而这，就是 CANDy 的最终目标。

## 从对话中探寻藏在字里行间的深意

在本节中，将通过 1、2、3、5、7、11、12 这七个项目，探究在 CANDy 测试中，被测试人的回答中都隐藏着什么样的信息。

通过思考认知障碍症患者的思考逻辑和发言规律，寻找与之接触的方式和方法。

首先，来看项目 1，"在对话中反复询问类似的问题"这一症状。

在列出的对话示例中，被测试人反复询问对方"你吃过饭了吗""我的钱包放哪儿了""你会带我去医院的，对吧"这些问题。

作为患者的诉说对象，我们在无数次听到同样的问题后，难免心生厌烦，忍不住回嘴"你到底要我说多少次才能记住"或者"我刚刚已经告诉过你了"。但这并非正确的应对方式。这种回答方式在患者眼中意味着我们拒绝回答他的问题，意味着他被冷酷地拒之门外。

但为什么患者会反复问同一个问题呢？其原因大概率是，这个问题的答案对他很重要，他必须通过反复确认才能放下心来。

但是，患上认知障碍症之后，记忆事物的能力（记忆力）会衰退，患者甚至记不清自己有没有问过这个问题。于是他选择一遍又一遍地询问这个对他来说极其重要的问题，只为缓解心中的不安。

所以在这种情况下，一个好的倾听者的基本要求就是不厌其烦地回答患者的问题，让他们放下心来。

当然，面对患者似乎永无止境的重复的问题，我们很难做到从始至终都耐心应对。这种时候，给反反复复的问题画上句号的一个好办法，就是用他们感兴趣的事物转移注意力。

平日里通过观察，了解患者有什么兴趣爱好，比如养花草、吃甜食、唱歌之类。之后遇到上述的情况，就可以用"我们一起去打理下你种的花吧"这样的说辞来引导对方。

除此之外，想要从源头上解决问题的话，就要观察患者会在什么情况下出现不安情绪，并在情绪发作之前进行安抚，让他们保持积极向上的心态。

比方说，如果患者总是在傍晚时分坐立不安，开始反复问同样的问题，那么就要在傍晚之前陪他做一些他喜欢的事，聊一些他喜欢的话题，让患者保持积极向上的心态。这样一来，他大概率到晚饭之前都能心态平和地度过了。

认知障碍症患者的记忆力和定向力（认知时间、地点和人物的能力）都会随着发病而衰退，导致他们对现实生活的认知模糊不清。因为无法认识到自己到底处于何时何地何种状态，所以他们往往会感到惶恐不安。正因如此，与患者相处时最重要的一点就是要消除他们的不安与恐惧，给他们创造舒适安宁的环境。


**项目 2 "对说话对象的认知不明确"** 是指，被测试人不理解说话对象的身份。

我们在见到一个人时，会通过将眼前的人和记忆进行比对，从中找出特征一致的人，从而明白对方是谁。

但认知障碍症患者不同，他们本身就很难记住最近发生过的事，更不用说最近见过面的人了。所以他们往往会认不出负责照顾他们的机构人员或护理人员，还询问他们是谁。也会突然称呼亲近的护理人员为"先生 / 小姐"。

为什么会突然采用这种过分尊敬的称呼呢？一方面，患者会通过对话内容和对方的穿着打扮来推测对方的身份和地位。另一方面，患者也想礼貌对待"陌生人"，不想显得太过粗鲁。

那么，当发现患者似乎不记得我们是谁的时候，我们应该怎么做？对方不记得我们是谁，也就意味着对于他来说，我们完全是陌生人。

想象一下，如果有一个完全不认识的人突然熟络地跟你搭话，大部分人恐怕都会想"这人怎么回事啊"，半担忧半警惕地拉开距离。认知障碍症患者也是如此。甚至可以说他们的反应会更加强烈，越是对陌生人的搭话惶恐不安，警惕心也就越发高涨。其结果就是患者反反复复地质问我们："你是谁？"

所以，想要降低患者的警惕心，让他们相信我们没有恶意，首先应该做的就是微笑。如果表情太过严肃，患者就会觉得我们是在生气，于是更加不愿意交流。在微笑的同时，也要简单通俗地告诉患者，我们是谁，我们是来做什么的，一直解释到对方能够理解为止。

随着认知障碍症的病情进一步加剧，有时患者甚至认不出自己朝夕相处了数十年的孩子和爱人。他们有时还会问自己的孩子和爱人："您是哪位？"而听到这冷冰冰的问句，家属往往悲从中来。但事实上，患者并非忘记了自己的亲人，只是无法将眼前的人和记忆中的亲人的形象重叠而已。

遇到这种情况，可以尝试用"还记得我们一起打拼的时候"或者"还记得我们一起去逛庙会的时候"这种引导性的话语来使患者慢慢找回一些记忆，从而进一步回忆起我们是谁。

如果家属因为患者冰冷的询问而悲愤交加，对着患者怒吼

"你把你老伴都忘了吗"或是"别叫我先生"之类的话,那患者本就惶恐不安的内心会更加封闭,情绪更加低落。

**项目 3"无论面对什么话题都没有兴趣"**指的是与被测试人交流的过程中,被测试人往往用沉默来回答问题。哪怕话题是他有可能感兴趣的那一类,被测试人也只会简短地回答"不知道"或者"是吗",草草结束话题。

出现这种情况的原因有很多种,比如话题太过复杂导致患者难以理解,或是患者难以将注意力集中在对话上,又或者患者情绪低落,对其他事情缺乏兴趣等。

话题太过复杂导致患者难以理解的情况下,可以选择精简话题,一次只传达一个信息,同时注意使用简单易懂的词汇,使患者易于理解。

患者难以将注意力集中在对话上时,可以首先弄清楚其感兴趣的话题,再将谈话引导到该话题上,使患者把注意力集中到对话上来。

而患者情绪低落,对其他事情缺乏兴趣的情况下,最重要的还是要关怀患者的情绪,设法让他们保持积极向上的心态。

但是,有时候哪怕谈到患者喜欢的花草、甜食、唱歌等话题,他们也没有太大反应。如果遇到这种情况,我们可以引导患者讲述自己孩童时的欢乐时光,上学时的风光往事,或者曾经在工作上做出的丰功伟绩,并在倾听的时候适当做出"真不容易""感谢你的付出""真厉害啊"这一类的回应,让患者切实感到自己被感谢、被尊敬。不论是谁，最关心也最擅长讲述的永远都是自己的故事。当患者感受到他人的谢意和敬意，自我肯定意识就会逐渐高涨，心态也会随之变得积极向上。

当然，这并不是意味着我们只管倾听，其他什么都不用做。想要让患者敞开心扉，主动诉说，我们作为听众也要通过"当时都发生了什么呢"之类的诱导性的问题来引导对方，让对话得以顺利进行。

**项目5"无法回答问题，糊弄或转移话题"** 这一特征在认知障碍症的一种——阿尔茨海默病中最为常见，患者常常出现试图掩饰事实的情况。

在对话交流中听不懂对方在说什么，或是判断能力下降导致无法给出答案的时候，患者出于不想让对方失望或是不想打断正常进行中的对话等心理，往往会试图掩饰自己听不懂、答不出的事实。从根本上讲，患者并非在拒绝交流。

但是，患者在意识到自己没办法跟上对话的节奏，总是让对方失望时，内心难免感到不舒服。于是他们会试图掩饰自我，试图转移话题。长此以往，患者就会逐渐开始拒绝交流。其实我们每个人都一样，遇到说话总是断断续续又不成逻辑的人，我们会失去交流的欲望。遇到总是紧张到结巴的人，也不会有深交的意愿。而认知障碍症患者就是像这样看待自己的。

为了避免出现这种情况，最重要的就是为患者创造一个不必遮遮掩掩的环境。

而想要创造这样的环境，有各种不同的方法。比如上文中提到的精简话题，一次只传达一个信息，同时注意使用简单易懂的词汇，使患者易于理解等方式。除此之外，还要注意在询问的时候，尽量不要使用抽象的概念和说辞。

同时，也可以在交流时借助图片、照片和实物等能肉眼看到的事物，帮助患者理解对话的内容。因为随着认知障碍症进一步加剧，患者很难再凭借语言这种抽象的事物去理解对话了。

**项目 7 "表现出想尽快结束对话的意愿"** 换一种说法就是，被测试人表现出想要切断与交流对象的关联的意愿。

究其原因，这是因为患者觉得与他人的接触会给自己带来巨大的压力。

不知道对方究竟是自己的什么人，也拿不准对方究竟值不值得信任。或是不理解对方说的话，也不知道该怎么回答。在这种精神状态下，一般人都会不知如何开口，只想逃离这种巨大的压力来源，认知障碍症患者也是一样。

同时，认知障碍症患者往往因为无法理解对话内容、也无法组织自己的语言而选择沉默不语，最终两个人的对话就会变成我们单方面的喋喋不休。

但是这种情况下，交流带给人的满足感并不是给了倾听者，而是给了诉说者。如果跟朋友聊天的时候，对方一个劲儿地说话，却不给我们插嘴或是表达的机会，那这绝对算不上愉快的交流。同样的道理，认知障碍症患者如果只是单方面地听我们说话，自己却没有表达自我的机会，那他们一定高兴不起来。

所以，在与患者交流时，第一步就是要告诉对方自己的身份，并注意使用简单易懂的词汇，从而缓解对方的压力，让他们首先放松警惕。

接下来，我们应该选择一些对方能轻松驾驭的话题，并通过语言上的引导让患者自发地进行表达，使他们从交流中获得快乐和满足，从而逐渐感受到沟通的乐趣。

**项目 11 "不理解最近时事新闻的有关话题"** 指的是被测试人对近来社会上的热点新闻和话题完全不知情，或是不甚关心的心理状态。

我们每个人在生活中接触到的信息，都可以分为以下三个类别：

一是自己亲眼所见、亲身接触到的信息。比方说家人、学校、养老院或护理机构，以及商业街等身边的事物。

二是虽然无法直接接触到，但是与自己息息相关的信息。比方说当地政府和国家相关政策的信息。

三是通过报纸、电视等媒体接触到的社会层面上的信息。比方说在远方的某地发生了泥石流这种信息，虽说能通过一定的手段得知，但与自身没有太大联系。

不过，一般人并不会在大脑中将这三种信息彻底分离，因为这些信息往往都是相互联系、相互影响着的。所以一般人在看到与自己没有任何关系的泥石流的新闻时，也会下意识地担忧当地居民的安全。

但是认知障碍症患者不同，随着病情的加重，他们一旦失去对复杂事物的理解能力，也会逐渐随之失去对第三种信息的关注能力。这可能是一种心理防御机制，最终在患者的认知中，只会留下与自己息息相关的信息。

同理，在患者的认知中，就连快乐也只能从最基础的事物中感受到。比如食物带给人的快乐往往会在患者的认知中留到最后，但是他们很早就会忘记法式大餐或者民族特色美食这种复杂的食物带来的快乐。

而他们能记住的美食的快乐，到最后只来自馒头和年糕这些食物，这些味道简单又可口、名字也简单好记的家常美食。

也就是说，认知障碍症患者只会关注自己身边的简单易懂又触手可及的信息，对其他信息的关注和认知能力往往严重退化。

但是，患者也并非完全不关注社会热点话题和新闻。如果该新闻与患者有着千丝万缕的联系的话，他也有可能突然对此产生兴趣。

比如患者曾经遭遇过大地震，那么他可能会主动关注有关地震的新闻报道。如果患者经历过战争，那他可能会对国际战争形势的新闻格外关注。

有这样一个广为人知的心理学实验，意在证明人对自身的关注度有多高。

实验中志愿者被要求记住一片风景的信息。一个方法是仅通过观察来记忆，另一个则是通过想象自己在那片风景中伫立，或是在其中漫步的场景来记忆。最终结果显示，把自己带入后的风景更令人记忆深刻。

我们也可以亲自做一个测试。先想象一个海平面上落日西沉的场景，再想象自己正站在沙滩上注视着落日西沉的场景。是不是也能感觉到后者更令人印象深刻呢？

所以对于患者来说，他们也有可能会关注与自己有一定关联的时事新闻。我们可以运用这一特点，通过患者的人生轨迹来推测他可能会感兴趣的社会热点话题。在与患者的交流中，也可以通过这些话题引出对方的回忆，让患者主动谈起自己的往事。


**项目 12"说不出现在的时间、日期和季节"**是指被测试人对于时间、地点和他人的认知存在障碍的状态。

明明是中午，患者却说"到早上了"；已经到了秋天，患者却说"现在还是夏天"。虽然我们不会刻意地订正他们的错误，但患者也会为此感到很受伤。

虽说在检查认知能力的时候也会询问时间和季节相关的问题，但这对于患者来说确实是一种心理上的伤害。所以在进行CANDy 测试的时候，也最好不要直截了当地逼问对方"现在是什么时间"。

在患者确实说不出现在的时间的情况下，也不要强行逼问，要注意说一些与现在的时间点无关的话题。

就像前言中举的例子，最好不要用"您过年的时候回家了吗"的问法，而是应该采用"您小时候过年都玩什么呢"这种不涉及具体时间的方式。

在患者有必要知道时间的情况下，则应该由我们告诉他具体的信息。比如"现在是下午 4 点，再有半个小时我们就回家"，或是"先把洗好的衣服晾起来，我们再去医院"。

认知障碍症患者的一大特征是"认知资源"的减少。所以，普通人能记住七件事时，患者只能记住三件事。普通人同时能做三件事，患者只能勉强做一件事。这种状态往往令患者焦躁不安。

为了让普通人也能体会到那种焦躁的感觉，这里有一种我常做的心理测试。这是被称为斯特鲁普效应（stroop effect）[1] 的著名心理学实验，在纸上写下许多字体颜色和字本身含义不符的字，比如用黄色笔写下"红"字，用黑色笔写下"绿"字等，并让被测试人快速回答出每个字都是什么颜色（见图 1–1）。

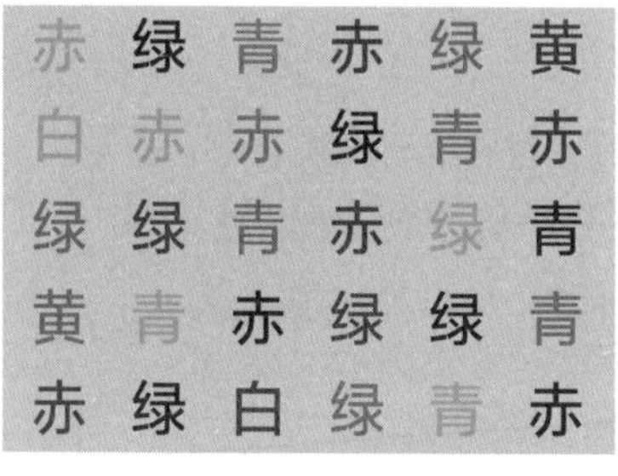

**图 1–1　斯特鲁普实验的实例**

---

1　斯特鲁普效应指在朗读用非相应颜色印制的颜色词时延迟和中断的现象，是为了纪念斯特鲁普（J. R. Stroop）有关选择性注意的实验而命名。——编者注

比如看到黄色的"红"字要说出"黄色"，看到黑色的"绿"字要说出"黑色"。这个测试表面上很简单，实际上却十分困难。我们在看到一个汉字时，第一反应就是读出字的读音，而不会去注意其他信息。但在测试中必须遏制这种下意识的反应，转而去识别其他信息，这相当困难。自己尝试一下就会感到十分别扭，焦躁不已。

这种感觉就是认知障碍症患者日常感受到的焦躁，哪怕调用了大脑内所有认知能力的"资源"去思考，最终也无法正常认知周围的事物。但是如果有人对此表示："那我们通过对这个测试勤加练习，岂不是能预防认知障碍症？"答案也是否定的。认知障碍症并不能通过训练来预防或痊愈。

感同身受地体验认知障碍症患者的焦躁情绪，了解他们所处的世界是何模样，正是与患者建立沟通交流的第一步。


# 为什么我们需要"CANDy"

## 智力测试会伤害患者的自尊心

在本节，我想首先讲述一下我们开发 CANDy 的原因。

目前，认知障碍症的前期筛查主要使用"MMSE"和"长谷川痴呆量表"两种方法。

"请说出今天的日期""100 减去 7，然后再减去 7 等于多少""现在我说三个词语，说完后请您复述一遍，并记住，我们会在之后问您这三个词语分别是什么"，这些都是在上述两个筛查方法中常用的问题，想必不少人也有所耳闻。

这两种方法都具有很高的可靠性和客观性，但同时也有一些不足，那就是这些问题都存在着明确的正确答案和错误答案，被测试人很容易就能明白对方是在测试自己的能力水平。

所以，很多患者都会出现对测试的排斥情绪、因答不出问题的低落情绪和对测试人的强烈抵触情绪等状况，也有人强硬拒绝测试，甚至当场大发雷霆。

在一项关于认知障碍症测试感受的调查中，患者群体中有17% 的人表示自己感到高度痛苦，23% 的人表示自己感到中度痛苦，30% 的人表示自己感到轻度痛苦。总计有 70% 的人都给出了"接受认知障碍症测试很痛苦"的回答（见图 1-2）。

如今在机动车驾驶证期满换证的工作中，也用到了同样的检测手段。

2017 年，日本对道路交通法进行了部分修订，其中新增了一项规定，要求所有 75 岁以上的驾驶员在换证前必须接受认知障碍症检查。检查的主要内容是回答当天的日期和时间，以及考察图像的长期记忆能力等。检查中如果发现有患病风险，驾驶员必须自行前往正规医院，接受专业的全面诊断。

而医疗界人士对此表示，前往医院检查认知障碍症的老年人数目的激增，很可能对医疗系统造成极大的压力。

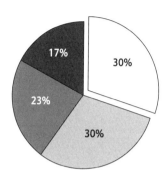

认知障碍症人群（*N*=62）
MMSE（*M*=28.8，*SD*=2.0）

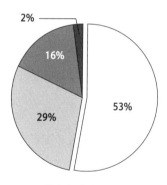

健康人群（*N*=154）
MMSE（*M*=20.7，*SD*=4.0）

**图1-2　认知障碍症测试的感受**

资料来源：Lai,J.M.et al.(2008)

但是最终，医疗界所担心的危机并没有发生。因为选择不再换证，而是直接申请注销驾驶证的老年人占了大多数。

听到这儿，可能很多人都会觉得，选择自行注销驾驶证的人这么多，真是件好事。对于这一点，你又怎么看呢？

确实，曾经有过数起身患认知障碍症的驾驶人踩错油门和刹车，导致重大交通事故的案件。受此影响，相关部门也积极推广并实施了各类自行申请注销驾驶证的办法，但效果并不显著。如今选择自行注销驾驶证的人增多，对于防止交通事故的发生来说无疑是件好事。

但是，为什么选择自行注销驾驶证的人突然增多了呢？以前坚决反对自行注销驾驶证的那些人，怎么突然主动去注销了呢？

原因在于，驾驶人在换证时如果被发现有患认知障碍症的风险，就必须得去医院进行正规检查。而检查实在太过痛苦，相当多的人宁可自行注销驾驶证，也不愿意接受检查。其中也有部分人拒绝去正规医院，只让私人医生帮忙看一看，最终敷衍了事。

换证时驾驶人受伤的自尊心，会在正规医院的检查中进一步受到伤害，变得伤痕累累。我们完全可以想象很多人不愿面对这种情况的逃避心理。或者也有一些驾驶人，他们的家人看到他们犹豫不决的样子，正好借此机会劝说驾驶人自行注销驾驶证。不论是何种情况，驾驶人都是为了守住自身的尊严而不得不放弃了驾驶证，这真的称得上是一件大快人心的好事吗？

车内的空间，是少有的能一个人清静的地方。当车里载上别人时，汽车也会变成拉近彼此距离的好帮手。有了车，更是能想去哪里就去哪里，汽车就是实现这种自由的象征。所以汽车对于很多老司机来说，并非只是简单的移动工具。

当然，这并非意味着为了情怀就能不顾交通安全，安全行车是一切的根本。但是希望大家能知道，有那么一些人只是为了守住自己最后的尊严，不得不放弃对他们而言有着特殊意义的汽车驾驶资格。

回到正题。在迄今为止所使用的认知障碍症检查中，其实不仅是被测试人，测试人也会从中感受到莫大的压力。对于测试人来说，在测试对方各项能力的过程中，多少也会有抵触感。

不仅如此，在测试的过程中，被测试人的不快和怒火有时溢于言表，有时又满脸阴郁、愁眉苦脸，有时甚至会怒而奋起、痛骂测试人。

而被测试人的家人原本只是出于好心才带着他们去检查，以确认他们是否真的患有认知障碍症。但看到被测试人被检查百般折磨的样子，家人往往自责不已，后悔自己多此一举。甚至家人有时还会承受被测试人无处发泄的怒火。

这种检查，不管是对被测试人，还是对他们的家人，或是对于测试人来说，都是一种痛苦。

但是，在早期就对患者的认知能力水平做出正确判断，这一点无疑是非常重要的。唯一的问题在于，要怎么做才更妥当？到底有没有一种无关正确答案和错误答案，也不会让测试双方产生抵触感的检查方法？

从这样的反思中"CANDy"诞生了。由于它的测试方法只是简单的日常对话，所以被测试人的答案并没有所谓的对错之分，也不会让被测试人感到自己被评头论足，自然不会产生任何抵触感。

## 脑部认知障碍与生活自理障碍没有直接联系

在被测试人不会产生抵触感这一方面，脑功能成像检查也有着同样的效果。这种检查中同样不存在正确答案和错误答案，也并没有对被测试人的各项能力评头论足。

但从中能得知的仅仅只是大脑的活动状态。我们能得知大脑的某个部位发生了什么样的变化，但我们无从得知这些变化会导致什么样的症状、这些症状又会导致什么样的生活自理障碍。即使脑部的变化程度相同，诱发的症状和生活自理障碍也是因人而异的。

如果通过血液和尿液中含有的特殊物质——生物标志物来诊断认知障碍症的方法能够成功，就不会让人在检查中产生抵触感了。

据说在阿尔茨海默病患者发病前的阶段，医生已经能从其血液中提取出特殊的蛋白质了。因此，医生利用生物标志物进行诊断，甚至进行早期诊断的那一天指日可待。

但是，这类检查也与脑功能成像一样，得出的数值与患者生活上的障碍没有直接联系。哪怕得出了"患阿尔茨海默病"的结论，该患者会有怎样的症状，在生活上会有怎样的障碍这些问题，也都是因人而异的。

因此，在目前认知障碍症检查的领域里，普遍通过 MMSE 等各类神经心理学检查来诊察患者的症状，并结合脑成像检查来进行认知障碍症的诊断。所谓神经心理学就是一门研究大脑构造与语言、行动、认知能力之间关系的学科。

即使在将来，神经心理学检查也会继续发光发热。但与如今以"诊断"为目的的检查不同，今后诊断的工作将会交由影像和生物标志物，而神经心理学检查会着重于掌握患者的症状和生活上的障碍等方面。

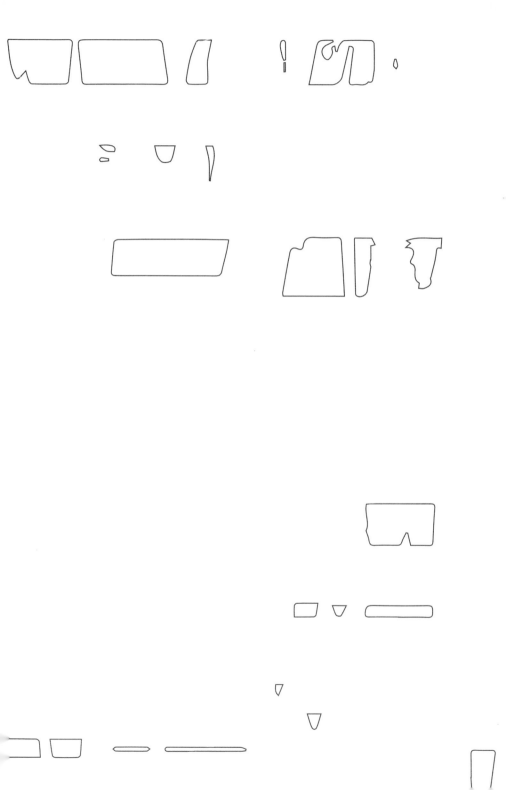

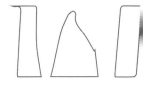

- 第二章 -

# 了解认知障碍症患者交流的
# 特点

# 从非言语交际中看认知障碍症

## 语言沟通与非语言沟通是什么

在本章最开始，我们首先来探究所谓的"交流"究竟是什么。

在此之上，针对他人难以察觉、同时也是患者交际能力低下的重要原因之一的"社会认知能力"加以思考。

CANDy 能够通过分析对话的特点来判别患者认知能力的高低。这一判别往往基于患者说的话。然而，人与人之间的交流并非只有"语言"这一个构成要素。

在通过对话进行交际时，除了"语言"，还存在着"副语言"（paralanguage）。副语言包括但不限于说话的声调、说话速度、声音起伏、停顿和发言时机等要素。

除此之外，不通过语言进行的交际手段也和人与人之间的交流息息相关，即表情、视线、肢体动作和双方之间的距离等。

举个例子，当我们发现交流对象其实对我们并不熟悉的时候，都是从什么地方看出来的？一般来说，从对方"您是哪位"的询问中，或者从对方疏远又尊敬的称呼中可以看出来。但同时，从对方缺乏自信心的语调、四处游移的目光和坐立难安的肢体动作中也可以明白对方的心境。

所以在与认知障碍症患者交流的过程中，要注意理解语言之外的副语言信息，掌握并时刻关注患者副语言的变化。

那么，人与人之间的交流都有哪些类型？

首先我们可以把人与人之间的交流分为"通过声音"和"不通过声音"两大类。

而通过声音进行的交流则可以进一步分为通过语言进行的"语言沟通"（verbal communication），和通过非语言的声音进行的"副语言"沟通。

同时，副语言和"不通过声音"的交流这两类组合而成的交流，则被称为"非语言沟通"（nonverbal communication）。


**人际交流渠道**


（①为语言沟通，②~⑥为非语言沟通）

【通过声音】　　①语言（说话的内容/含义）

　　　　　　　　②副语言（说话的表现形式）

　　　　　　　　　　　a. 音调、语速、声调

　　　　　　　　　　　b. 停顿方式、发言时机

【不通过声音】　③ 肢体动作

　　　　　　　　　　　a. 视线

　　　　　　　　　　　b. 手势、身体姿势、肢体接触

　　　　　　　　　　　c. 表情

　　　　　　　④ 空间位置的选择

　　　　　　　　　双方的距离、落座位置等

　　　　　　　⑤ 人造物质（或事物）的运用

　　　　　　　　　着装、化妆、首饰等

　　　　　　　⑥ 客观环境

　　　　　　　　　家具、照明、温度等

资料来源：改编自对人コミュニケーション・チャンネルの分类〔大坊1998〕

　　我们总是试图用语言来表达自己的意图，殊不知在人际交流的过程中，非语言沟通反而发挥着更大的作用。

　　研究非语言沟通的著名学者伯德惠斯特尔（Ray L. Birdwhistell）曾表示，在两个人的交流中，基于语言传达的信息只占整体信息的35%，其余的65%则全部来自说话方式和肢体动作等语言之外的渠道。

　　而另一位著名学者艾伯特·麦拉宾（Albert Mehrabian）则通过实验发现，如果一个人的表情和语气与他说的话相矛盾，那么聆听者对他的真实意图的判断方式的比例如下：通过对方的发言来判断的人仅占 7%，而 38% 的人从副语言、55% 的人从对方的表情来判断。

也就是说，如果一个人嘴上说着"我没生气"，但是语气里满含怒气，或是脸上写满怒意，那我们也能从中明白他确实是在生气。

究其原因，比起有意识地组织并说出口的话语，说话的语调或者表情这些要素往往都是无意识地展现出来的。而我们都明白，无意识之中展现出的东西才更真实、更值得信任。

事实上，一个人在极度愤怒的情况下，嘴上说出"我没生气"虽然简单，但是强迫自己语气温和地说话，或是做出冷静平和的表情却是困难至极。


## 患认知障碍症后，
## 患者的非语言沟通能力也逐渐降低

那么，患者在患上认知障碍症后，他的非语言沟通会出现怎样的特征呢？

前文中提到的 CANDy 是根据对话整体进行的评测，并没有对语言沟通和非语言沟通做出区分。因此，我的研究室的研究生们目前正在开发一个"沟通能力评测项目"，意在分别评测不使用语言、副语言、声音的各类非语言。

该项目还在开发的过程中，目前处于收集数据以验证其可信度的阶段。但我们已经得知，一旦患上认知障碍症，患者的非语言沟通将会出现种种特征。在此举几个有代表性的例子：

- 说话不看场合。在应该保持安静的时候大声说话，在大伙都其乐融融的时候说一些扫兴的话。
- 反应速度过快或过慢。有时在对方说完之前就做出反应，有时对方话音落下许久都没有反应。
- 自顾自地说话，不关心对方的反应。
- 说话方式令人难以理解其中包含的情绪，或是说话根本不含任何感情。
- 缺乏表情的变化。
- 过度躲避目光接触，或者过度地进行目光接触。
- 别人对自己说话时反而扭头无视，姿势和动作让对方感到违和或者不快。
- 过度靠近说话对象。
- 因为一些小事而发火等，无法控制感情波动，很难与他人交流。

这些特征都是从对护理工作人员的走访调查中提取出来的，也是被公认为在护理工作中实际存在的现象。但是，要问是不是所有人都知道这些特征其实是由认知障碍症导致的，答案是否定的。

当一个人说话逻辑不通、说话内容很明显有问题的时候，我们很容易就能意识到这是认知障碍症导致的症状。但是当一个人说话内容上没有太大的问题，只是说话时的音调、停顿和说话态度很奇怪的话，我们很难意识到这是认知障碍症所导致的，甚至一些经验丰富的护理人员遇到这种情况，也只会以为"这人就是这种性格吧"。

其实，这种无法顺利进行非语言沟通的状态，比如在说话时完全不看对方的眼睛，对话时被其他事物吸引注意力而神游天外，对方还没说完就出声打断、开始自顾自地说话等症状，都是在孤独症中常见的特征。

而孤独症和认知障碍症的共同之处在于，很多人都意识不到患者是因为患病才无法顺利进行沟通的。就像孤独症患者常常在小时候被人误解"家教真差"，认知障碍症患者也常常被人误解"性格真差"。

正因为非语言沟通不像语言那样能够被清晰地认知，又拥有着强大的影响力，所以一旦人们意识不到种种症状都是由认知障碍症导致的，就会造成十分危险的后果。

与认知障碍症患者交流时，要时刻牢记他们不仅在语言方面，而且在语气和态度方面也受到认知障碍症的影响。在感到违和或者不快的时候，要提醒自己"这不是他的错"。毕竟患者并不是故意要惹我们生气，也不是故意要做出种种奇怪的行为。

# 至关重要的"社会认知能力"是什么

## 患认知障碍症后，
## 患者的社会认知能力逐渐下降

患者在患病之后，包含语言和非语言在内的沟通能力出现问题，其根本原因在于注意力、记忆力、定向力和社会认知能力的低下。

比方说，患者常常会反反复复地说同一件事，让旁人烦躁不已，这一行为的根本原因在于患者对事物的记忆能力的低下。他们不记得自己曾经说过这件事，于是一次又一次地说同样的话。

除此原因之外，由于患者大脑的信息处理能力低下，他们无法一次处理太多信息。于是当某事在患者的脑海中浮现时，这件事便会占据他们的大脑，让他们只能反复思考同一件事。

同时，由于患者同时注意多个事物的能力衰退，他们也很难把注意力集中到旁人身上，无法关注其他人。

随着定向力（认知时间、地点和人的能力）的低下，患者说话也逐渐前言不搭后语。有时其他人说"正月的时候大家都过来"，患者也因为不知道现在到底是正月前还是正月后，只能含糊地回答"是吗",或者用"正月啊,不就是门松[1]啊,那些乱七八糟的东西嘛"之类的话来转移话题,对话完全进行不下去。

对患者来说,不认识眼前的人是谁,也就不知道该怎么和对方交流。而对我们这些照顾患者的人来说,多年来相依为命的老伴突然开口问道,"您是哪位",再坚强的人听到这话也会悲从中来,想说话都无力开口了。

而社会认知能力的低下,更是为患者走下坡路的对话能力踩了一脚油门。所谓社会认知能力在广义上包含多个领域的诠释,但在此处我们探讨的社会认知能力是指,根据对方的表情、语言和肢体动作等推测对方的想法,从而采取合适的行动的能力。

我们在交谈中听对方说话时,不仅会理解其字面意思,更会思考隐藏在字里行间的深意。并通过对方的表情、声调和动作来揣测对方的真实意图,最后给出合适的回答。而对方也很默契地通过相同的方法进行思考,最终得出应该说出口的话语。

但是患上认知障碍症后,患者的社会认知能力下降,很难再去揣测他人内心的想法。

在前言中也提到过,患者会逐渐难以理解比喻、讽刺、玩笑或是其他有深意的话,只能理解其表面意思。

比如说,听到"让犯人逃出法网"时,认知障碍症患者会以为"犯人从渔网之类的东西里挣脱出去了"。或者我们有时对他人的言语感到不耐烦,试图制止的时候会说"好好好"。根据

---

1 门松是一种日本传统的新年期间装饰品。——编者注

语气和音调的不同，一般人都能判断出这到底是"好"还是"不好"的意思。但认知障碍症患者做不到，他们听到这话可能还会变本加厉。

同时，患者理解他人面部表情的能力也会下降，但对于不同表情，下降的程度又有所不同。他们认知愤怒、悲伤、恐惧等表情的能力虽然显著下降，但理解厌恶和惊讶等表情的能力并不会有太大衰退。而对于喜悦的表情，大部分认知障碍症患者都能轻松理解。

图 2-1 显示的是一项针对年轻人、老年人和阿尔茨海默病患者的研究结果。他们首先会被要求看一些照片，照片上用极为夸张的表情表现了"愤怒、悲伤、恐惧、厌恶、惊讶、喜悦"这六大基本情绪，随后他们需要说出这些照片上分别是什么表情。

结果显示，认知障碍症患者面对愤怒、悲伤和恐惧的表情的照片时，很难说出这都是什么表情。但他们看到厌恶、惊讶和喜悦的表情的照片时，几乎都说出了正确答案。也就是说，当我们与认知障碍症患者相处时，哪怕我们表现得再愤怒再悲伤，对方也理解不了。但一旦表现出厌恶的表情，对方立刻就能明白自己被人嫌弃了。

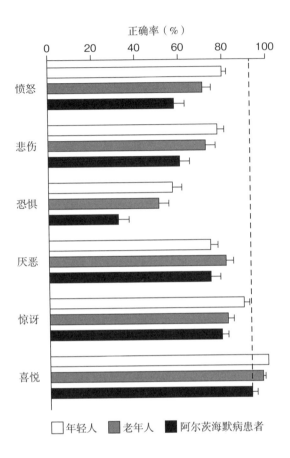

正确率（%）

图 2-1　理解表情的能力的差异

资料来源：Henry, J.D.et al.(2008)

　　我们掏心窝子地说"你就不能替我着想一下吗""我都这么担心你了"这些话，患者总是无法理解。但他们却能清清楚楚地从"我受够你了"这种话里感受到他人的厌恶。

　　　　　　　　　　　　我们与认知症的距离

于是负责照顾患者的人觉得对方不理解自己，患者又觉得对方不喜欢自己，双方的关系愈发紧张。

随着社会认知能力的降低，认知障碍症患者会慢慢忘记，其实其他人也有着属于自己的内心。

我们都明白，每个人都有着自己的内心，他人的内心与自身的内心不一致是很正常的。我们内心的想法和他人内心的想法，从来都不是完全相同的。

可能有人会说，这道理不是谁都明白吗？实则不然。

个体理解自己与他人都有着截然不同的思想，并预测和解释他人行为的一种能力，在心理学上被称为"心智理论"。心智理论的能力大部分都在 4~5 岁走向成熟，而在那之前，人类会把自己和他人的内心思想混为一谈。另外，孤独症等发育障碍型疾病和认知障碍症都是由于缺乏心智理论的能力而形成的。

想要理解心智理论的能力究竟是什么，可以了解一下这个实验课题（改编自莎利 - 安妮测试）。

一个男孩和一个女孩在房间里玩皮球。玩了一会儿，男孩把皮球放进蓝色的箱子里，并盖上盖子，离开了房间。然后女孩把皮球从蓝色的箱子里取了出来，放进另一个红色的箱子里，并盖上了盖子。过了一段时间，男孩回到了房间，想要拿回皮球。请问他会去打开哪个颜色的箱子？

答案当然是"蓝色"。能得出这个正确答案，是因为我们都能揣测出男孩的内心：他并不知道女孩把皮球又放进了红色的箱子，在男孩心中，皮球还在他之前放进去的蓝色箱子里。但是，当一个人缺乏心智理论的能力时，他就会分不清自己与他人（题中的男孩）的内心世界，最后说出自己内心知道的答案（皮球在红色的箱子里）。

放在现实中，缺乏心智理论能力的人往往想做什么就做什么，他们完全想不到别人可能会为此而恼怒。有时他们会强行插队挤进电梯，哪怕电梯口早已有许多人井井有条地排起长队。面对他人或愤怒或厌恶的目光，他们仿佛毫不在意。这就是缺乏心智理论能力所导致的。

我们遇到这种人时，很难意识到这是由于社会认知能力的低下导致的症状，大部分时候只是觉得"这人怎么这么任性蛮横"或是"这人真是不要脸"。于是，这些人往往跟他人争吵不休、被他人敬而远之、交不到任何朋友、主动接近他人时被刻意避开，陷入种种困境。他们不仅在交流沟通上不顺利，甚至连交流的机会都没有。


# 社会认知能力下降所引发的种种问题

接下来，我们来看看社会认知能力下降都会引发什么样的问题。以下内容基于我的研究室的研究生们所做的各类调查和研究。

首先，来看一张图片（见图 2-2）。然后思考一下，这张图片描绘的是什么样的场景呢？描述得越详细越好。

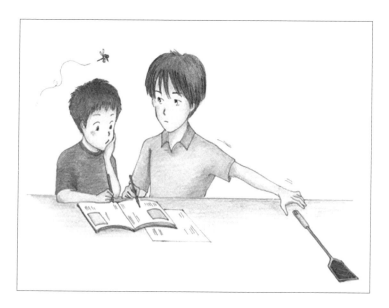

图 2-2　哥哥辅导弟弟做功课

举一个正确答案的例子："哥哥在辅导弟弟做功课的时候，突然飞来了一只蚊子。为了不让专心致志的弟弟被打扰，哥哥正把手伸向苍蝇拍，准备拍死蚊子。"

这个答案如何？是不是与你脑海中浮现的答案大致相同呢？

但是如果让患认知障碍症的老年人来回答，他们十有八九无法得出这样的答案。

虽然有一小部分患者的回答可能会像上文的例子一样描绘了

整幅图片的内容，但大部分患者都只是着眼于图片的一部分进行回答。以下是一些患者的答案：

"有一种平和又平凡的感觉。有表情。表情……小孩子看起来很平凡。红色的小孩（彩色图片中弟弟穿着红色衣服）是被人教训了还是怎么的，在认真思考着什么。他的手撑着下巴。"

"哥哥在对弟弟说'我是你哥哥'。"

"在辅导功课。"

对这三个回答进一步追问"还能从中看出别的信息吗"后，三名患者都没有再给出其他答案。

第一个回答着重关注了图片上两个人，特别是左边小孩的表情。"有一种平和又平凡的感觉"的描述，恐怕也是从两个人平静的面部表情而来的。

而第二个回答虽然注意到了图片中两个人物的关系，但只是一味深挖兄弟关系，甚至由此展开了过度的联想。

至于第三个回答，则只把目光放在了"他们在做什么"上面，其他则全然不顾。

除此之外，还有以下这些特殊的例子。这些患者的回答虽然描述了图片的整体信息，但内容却与正常回答相去甚远。

"这是一场测试，测试自己讲解后对方能否听懂。有一根打屁股的木棍用来鞭策对方好好学习。他在说'你再好好想想'。

这是一对父子。书和笔记本在桌子上摊开……这个人虽然拿着铅笔，但是胳膊肘没有撑在桌子上，而是在说'好好想想'。（过了一会儿）这里还有个蚊子……蚊子边飞过来边说'写成那样就可以了'。"

　　测试人："蚊子说了'写成那样就可以了'吗？"

　　"没错，对着这个小孩（手指向穿红色衣服的孩子）说的。"

　　从这名患者的回答中我们可以看出，他从图片整体推理出了两人的关系，也注意到了图上的苍蝇拍、书与笔记等要素。从他与测试人的对话来看，他也并不是完全误解了题目的意图。

　　但是，不知是因为这名患者有着独特的观察方式，还是抱有独一无二的世界观，他的回答令他人难以理解。他甚至会说出"蚊子在说话"这种现实中不可能发生的事。

　　如上文所示，随着认知障碍症患者的社会认知能力下降，他们对于场景环境的理解开始与普通人出现差异。

　　再来看一组案例。这是 D 和 E 两个被测试人对于两则三格漫画的回答。

　　D 是 80 岁男性，在 MMSE 认知障碍症筛查中得分 29 分，在 CANDy 中得分 8 分。E 是 89 岁男性，MMSE 得分 14 分，CANDy 得分 9 分。在 MMSE 中得 23 分以下就意味着有患认知障碍症的可能性，分数越低病情越重。CANDy 则是得 6 分以上意味着有患病的可能性，分数越高病情越严重。

◎ D（80岁，男）：MMSE 29 分（未患病）

CANDy 8 分（有患病可能）

◎ E（89岁，男）：MMSE 14 分（有患病可能）

CANDy 9 分（有患病可能）

首先是一则发生在咖啡厅的三格漫画（见图 2-3）。编号①②③分别代表对第一格、第二格和第三格的解释说明。

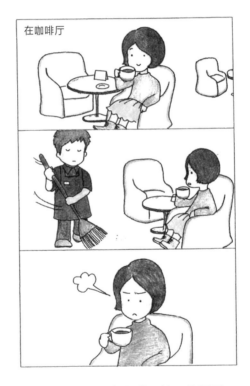

图 2-3　发生在咖啡厅的三格漫画

我们与认知症的距离

D

① 在喝咖啡或者红茶……坐着的，一个女人吧。

② 一个像是服务员的男人，工作很忙，所以他很累。

③ ……有时候她会感到很生气，所以来这里喝咖啡冷静
一下。


E

① 她是在咖啡厅等男朋友吧。

② 一个拿着扫帚的服务员，在打扫卫生。

③ 她以为是男朋友来了，结果抬头一看发现只是服务员，
而且这个服务员还在顾客面前把垃圾扫得到处都是，这
让她很生气。


接下来，是一则关于感冒的漫画。（见图 2-4）

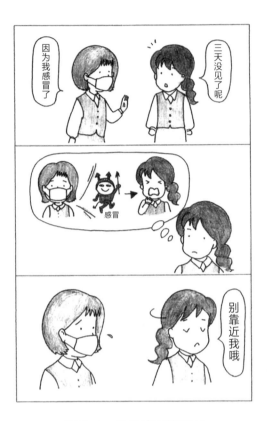

**图 2-4 关于感冒的漫画**

D

① 得了感冒的人……

② 我的感冒，原本是你传染给我的吧。

③ 所以她很生气，把头转了过去。

测试人："那左边的女性现在是什么样的心情？"

答："嗯……应该心里很不好受吧。"

　　　　　　　　　　我们与认知症的距离

E

①② ……啊,她觉得感冒会传染。

③ 她说什么"别靠近我"……她应该说得更委婉一些。对
方要是个男性,她肯定会主动靠近、关心对方的。因为
对方一样是女性,她说话才这么不客气。至于她(指左
边的女性),应该感觉很不舒服吧。

这两人的答案又如何呢?我们可以看出,E 在认知能力测试
中得分虽然更差,却能说出正确且细致的答案。

在此之上,我们结合他们在护理过程中出现的种种问题来进
一步思考。E 平时并没有出现过太大的问题,相比之下,D 在平
日里却有以下种种症状。

- 其他人正在看电视的时候,D 拿起遥控器换了台,且脸上
  看不出任何歉意。尽管其他人因此对他摆脸色,D 却仿佛
  无事发生一样和他人攀谈。
- 其他人正在做文书工作,或是在进行脑力训练的时候,D
  坐在他们旁边滔滔不绝地说话。

正因为 D 的社会认知能力低下,所以他无法理解其他人的
感受,才做出上述这种我行我素的行为。但是,其他人并不知道
D 这么做是因为社会认知能力衰退,只会觉得 D 是个蛮不讲理
的人,于是就此引发种种矛盾和问题。

然而，D 在 MMSE 中得分 29 分，所以被判定为"非认知障碍症"。护理机构的工作人员看到这个测试结果，也不会认为 D 患有认知障碍症。在面对 D"蛮不讲理"的行为时，工作人员只会觉得 D 明明认知能力完好，却做出种种问题行为，说明他这个人性格很糟糕，遂对 D 敬而远之。

　　这一切都将导致 D 逐渐失去他人的信任，成为孤家寡人。社会认知能力下降引发的种种问题，最终让 D 走向无尽的孤独。

　　不过，像 D 这种很明显社会认知能力低下的人，却在 MMSE 的测试中得到了"非认知障碍症"的判定，这到底是怎么一回事？或者像 E 这种 MMSE 的结果很不乐观的人，又是怎么保持住健全的社会认知能力的？

　　其原因恐怕在于，社会认知能力本质上是关乎大脑整体的一项能力，但 MMSE 测试的仅仅只是左脑的各项能力。仅通过对左脑能力的测试，无法判断社会认知能力的水平。

　　与此相对的，因为社会认知能力在情景理解的过程中不可或缺，所以通过对图像和漫画情景的描述就能看出一个人的社会认知能力水平。这种感知情景的能力与现实生活中的种种问题也紧密相连，因为日常生活正是无数情景的串联。

# 认知障碍症患者眼中自身与他人的关系

## 无法理解对方的感受

如果认知障碍症患者做出一些明显不合常理的行为，我们都能明白这是病情的一种表现。但实际上，认知症患者时常有一些感觉不太对劲，但又说不出来哪里不太对劲的行为。就以我外婆的真实往事来举例吧。

那是我还在上小学的时候，我外婆患上了认知障碍症。有天晚上，她半夜起床走到厨房，给盛有吃剩的酱汤的锅点上火，然后转头回去睡觉了。万幸的是，我妈妈被烧锅的焦臭味惊醒，在千钧一发之际冲去厨房关掉了火，才没有酿成大祸。然而厨房就没那么幸运，已经被滚滚浓烟彻底淹没了。

妈妈又惊又怕，把外婆叫起来一顿教训："为什么要半夜去开火？着火了怎么办？你看，锅都被烧得焦黑了！"

当时外婆一脸茫然，似乎根本不记得自己做了什么。第二天她出门后，很久都没有回来。原来她是去了附近的杂货店买了一口新锅，却忘记回家的路怎么走了。

想来外婆的想法是，既然锅已经被烧到焦黑没法再用了，那么就应该去买一口新的。乍一看似乎逻辑上没什么问题，但仔细想想看，如果考虑到妈妈的感受，外婆应该做的难道不是"向对方道歉，并承诺再也不会这么做"吗？

然而，外婆无法理解对方的感受。一想到"如果惊醒得再迟一些会怎么样"就难以抑制的恐惧；看着一脸茫然的外婆而涌现的愤怒；不得不为外婆的行为承担责任的压力；无法阻止外婆病情加重的悲伤；对未来的种种不安……妈妈的内心交织着这些复杂的感情，但外婆对此一无所知。她能明白的仅仅只是"锅烧得焦黑"这句话的表面意思，于是她决定去买一口新的锅。但在买锅的路上，外婆却因为记忆力衰退而迷路，这反而让妈妈心力交瘁。

我们可以看出，因为社会认知能力的低下，外婆理解不了妈妈的感受，也无法做出相应的举动和回应。

看到这里，想必大家都会觉得"妈妈真是不容易啊"。是的，我也觉得她很不容易。但是，妈妈却因此将怒火倾泻到了外婆身上，导致本就缺乏安全感的外婆更加战战兢兢，情绪日益低落。

当外婆半夜被叫醒时，她恐怕连现在是晚上还是早上都不清楚。当然她也不记得自己曾经给锅点了火，还忘了关掉。站在外婆的角度来看这件事，就是自己在睡得正香时被强行叫醒，还因为一件自己根本没干的事挨了一顿骂，整个过程都十分不讲道理。

即使如此，外婆还是决定去买一口新锅。也许是因为她觉得平日里都是女儿照顾自己，心里很过意不去。她的想法可能是这样的："虽然女儿说的事不是我干的，但是看她那么生气，我还是去买一口新锅吧。"结果去买锅时迷了路，使得外婆内心的不安与恐惧进一步加深了。

但是同样，妈妈也没能做到理解外婆的感受，也没能做出相应的举动。


## 无法轻易改变对他人的第一印象

你在购买电子产品的时候，会根据厂商来选择吗？还是说会仔细对比各项指标，通过性价比来选择？

一般来说，老年人中根据厂商选择的人占大多数。问起理由，大多是"因为我一直都用的是松下""选东芝总没错"这样的说辞。

事实上，这种倾向与老年人喜欢看经典的老电视剧也有一定的关系。这两者的起因都是"认知的僵化"。认知僵化的程度会随着老年人的年龄增长而越发严重，对认知障碍症患者来说，则是会随着病情加重而越发严重。

上文也提到了，认知障碍症患者在交流和举止上的一个显著特征是，由于社会认知能力低下，他们无法理解他人的感受，也无法采取相应的举动。除此之外，认知障碍症患者还有以下这些特征。

首先是自我中心主义。之所以会这样一是源自社会认知能力低下，二是源自患者自身。他们竭尽全力想让自己恢复正常，到头来却搞不清楚自己到底在追寻什么。

其次是情绪化。由于大脑前额叶的功能障碍，患者很难抑制自己的情绪冲动。

最后是木然。患者无法处理环境带来的庞杂信息，以致他们很难跟得上外界的变化。他们会变得依赖他人，优柔寡断。这是因为患者无法同时思考两个或以上的事物，也无法将多个信息联系起来思考。

认知的僵化，也是认知障碍症患者在交流和举止上的一个特征。所谓认知的僵化，一言以蔽之就是"顽固"或是"不知变通"。一旦记住了某种方式，或是形成了某种印象，即使情况万般变化，患者脑海中的认知也不会改变。

测试认知僵化有许多方法，其中一个很有名的是"取水问题"。这个问题的大意是：有 A、B、C 三个容量不同的水桶，如果要通过这三个水桶取出一定量的水，应该怎么做？那么，我们来看一些具体的题目。

首先，如果题目要求取水 100 升，而 A 的容量是 21 升，B 的容量是 127 升，C 的容量是 3 升。可知，答案是 100 = B（127）- A（21）- 2C（6）。

如果题目要求取水 99 升，而 A 是 14 升，B 是 163 升，C 是 25 升。可知，答案是 99 = B（163）- A（14）- 2C（50）。

像这样正确答案是"B - A - 2C"的类似问题以此类推，要求的取水量随之递减，直到要求取水 18 升，A 是 15 升，B 是 39 升，C 是 3 升的问题出现。尽管这个问题有着"18 = A（15）+ C（3）"这种一目了然的解法，很多人却还是会选择"18 = B（39）- A（15）- 2C（6）"的解法。这就是所谓的认知僵化，即

　　　　　　　　　　　　我们与认知症的距离

某种认知一旦形成就难以再改变。

认知僵化的人在看电视剧时，也会根据第一印象来判断角色的善恶。如果一个角色留给他的第一印象是好人，那当这个角色之后揭露了坏人的身份时，认知僵化的人也只会觉得"他肯定有什么苦衷，其实本质上是个好人"，不愿改变自己的认知。所以认知僵化的人们一般都喜欢看经典的老电视剧，因为这种电视剧里，长着一张恶人脸的角色就一定是坏人。

同时，认知僵化也是老年人和认知障碍症患者容易被电信诈骗和上门推销所骗的原因之一。在电信诈骗中，一旦认定电话那头的是自己的儿子或者孙子，这种认知就不会再改变。哪怕对面说一些奇怪的要求，认知僵化的人也不会起疑。或是遇到上门推销时，只要第一印象觉得对方是个可以信赖的人，认知僵化的人就不会拒绝对方推销的高价产品。这种僵化的认知，很容易被坏人所利用。

特别是认知障碍症患者更容易中招，因为他们不仅认知僵化，大部分人的社会认知能力也有障碍，根本无法揣测出对方的真实意图。他们中招电信诈骗后，家人往往很不理解，质问他们为什么那么简单的圈套都看不出来，但对于认知障碍症患者来说，他们实在是无能为力。

回到正题，总之对于老年人和认知障碍症患者来说，第一印象在交际中有着十分重要的意义。一旦他们认定某些想法，就不会再改变。

所以，在与老年人和认知障碍症患者接触时，为了赢得对方的信任，我们可能需要一些善意的"表演"——用微笑带给对方良好的第一印象。如果能让他们觉得"这个人是个好人"或是"这个人值得信赖"，那他们的心情也会更加平和稳定。我们就能更轻松地与患者沟通交流，对话量也会随之增加。

## 无法将他人看作一个个独立的"人"

我们在乘坐地铁或者散步时，并不会将周围的人看作一个个独立的"人"。如果周围存在很吸引眼球的人，那我们可能会将他单独认知为一个个体。但如果不存在格外显眼的人，那么周围的人在我们看来只是一个"集体"。

在认知集体时，我们有时会产生"敌意"，而这种敌意在认知个体时并不会产生。

比如说，我们坐早高峰地铁上班时，如果实在被人挤得喘不过气来，就会忍不住对周围的人发火，叫他们别再挤了。但是，如果跟熟人一起搭乘人满为患的地铁，哪怕被挤得不行也会体谅对方的感受，不会轻易发火。我就遇到过这么一件事。

那天我坐在地铁上时，一群小学生上了车。我心里边想着"他们肯定很吵"边抬头看车厢里的其他人，发现他们也都是一脸嫌弃的样子。坐在我对面的上了年纪的阿姨也是，皱着眉头盯着那一群小学生。

但是，那群小学生里的一个小男孩突然微笑着跟她打招呼。

那位阿姨的眉头逐渐舒展，竟跟男孩聊了起来。最后那群小学生下车时，她一边笑着一边冲男孩挥手道别。

我们可以看出，那位阿姨将男孩作为个体去认知后，曾经作为集体去认知时产生的反感瞬间消失，转变为了好感。

我想，在养老院或者特殊养老院等福利场所中生活的老人们也有着同样的情况。比如说在养老院中，有些人无法和其他患者以及工作人员和谐相处，他们与他人疏远，总是口出狂言或是到处惹麻烦。但同时，也有不认生、跟谁都合得来的人，也有朋友众多的人。这些不同类型的人都能在同一个养老院里相安无事地生活。

这种差别并非完全由性格上的差异引起，也与患者们将其他人作为集体来认知，还是作为个体来认知有着千丝万缕的联系。

患认知障碍症后，患者由于定向力的低下，逐渐搞不清楚自己和其他人之间的关系。随着记忆力衰退，患者逐渐记不清其他人的长相。就像对待乘坐同一趟地铁的路人，患者无法将其他人当作一个单独的个体来认知。

所以，一些患者只能将养老院的其他患者和工作人员当作一个集体来认知，一旦其他人发出什么声响，或是吵吵嚷嚷时，这些患者就会打心底里反感。如果无意中与其他人撞到，他们就会瞬间发火。不过，不把其他人当作一个特定的个体来认知，那也就意味着即使跟一些人合不来，也不会感到自己被集体疏远。

只能把其他人当作一个集体来认知的人，和只能把其他人当作一个个体来认知的人，这两者之间的差异究竟从何而生？虽然这个问题暂时还没有答案，但有一点很明确，那就是只能把其他人当作一个集体来认知的人，一定会缺乏安全感，十分孤独。如果让我们置身于语言不通的外国人团体中，并且不得不与他们共同生活一段时间，那么我们也无法将这些外国人当作一个个独立的个体来认知，同样会变得缺乏安全感，变得无比孤独。

对于那些被人孤立的、脾气暴躁的患者，养老院的其他患者和工作人员往往会对他敬而远之，不去主动接触。但同时，由于这位患者只能把其他人作为一个集体来认知，他也许也对养老院的其他人抱有不小的敌意。也就是说，如果像地铁里那位被小男孩搭话的阿姨一样，也有人积极地与这位患者进行沟通的话，那患者就能将这个人作为一个个体来认知。于是冰冷的隔阂逐渐融化，患者对于集体所抱有的敌意也可能慢慢散去。

当然，哪怕有人主动去接触这位患者，也不一定能够顺利进行沟通，反而还有可能彻底惹怒对方。但如果没有人愿意从外界打破隔阂，那对于患者来说，其他人永远都是一个冰冷的集体。想要将这个"集体"的认知转变为"个人"的认知，只能由我们主动出击。

# 患者与"Telenoid"对话时兴趣盎然？

## 曾以为无法正常交流的患者
## 竟精神百倍地说起话来！

你听说过"Telenoid"吗？

Telenoid 是大阪大学和 ART（国际电气通信基础技术研究所）联合开发的一款远程通信人工智能机器人。主导开发的石黑浩教授致力于机器人研究数年，因开发松子·Deluxe 机器人和桂米朝机器人而广为世人所知。

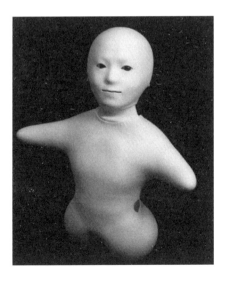

图 2-5　远程通信人工智能机器人 Telenoid

但是，Telenoid 和上面两个以真人为模板的机器人不同，其外形上将样貌特点削减到极致，整体呈现出简洁大方的样式（见图 2-5）。问起 Telenoid 像什么，很多人都回答"像小孩子"。见到它后，大部分人都表示"令人毛骨悚然"。

你觉得如何呢？想必也对这样的外形感到毛骨悚然吧。

但是，Telenoid 在认知障碍症患者中接受度相当高。操作者通过遥控 Telenoid 与患者对话时，往往进行得格外顺利。

那么，为什么会出现这种情况？认知障碍症患者与 Telenoid 的交流中又有着怎样的特征呢？针对这一点，我的研究室的研究人员协助进行了调查。

参与调查的三位认知障碍症患者（F、G、H）均是住在养老院的老人，病情从中度到重度不等。三位均是女性，年龄在 85 岁到 99 岁之间。她们在进行了认知能力测试的基础上，十个月的时间里每周进行两次协助调查（其中一位中途因病住院，只进行了前五个月的调查）。

前五个月由我的研究室的五名大学生，后五个月由五名大学生和四名倾听志愿者（44~66 岁）进行。调查方式分别为面对面交流和通过 Telenoid 进行交流。下面是调查的具体情况。

认知障碍症最严重的是 F，她平时几乎无法通过语言与他人进行交流沟通。F 时常发出奇怪的声音，张口说话时其他人也听不懂她的意思。学生们面对面与她交流时也是一样，F 从头到尾发出的声音都构不成话语。

但是，同一个学生通过 Telenoid 与 F 交流时，虽然 F 构不

我们与认知症的距离

成话语的发声依旧很多，但在中途出现了这样的行为：F 边说"真可爱"边触碰 Telenoid；Telenoid 唱歌时，F 合着拍子表情也发生了变化。

年龄最大的 G 的病情接近重度。她虽然记忆力低下，但没有出现诸如被害妄想或易怒等痴呆精神行为症状（Behavioral and Psychological Symptoms of Dementia，BPSD）。学生在面对面交流时如果问"您以前过年时都玩什么呢"之类的问题，G 会十分积极地讲述自己的往事。但是 G 在对话中往往自顾自地进行表达，不给学生说话的机会，从本质上讲这不构成交流。

然而 G 在面对 Telenoid 时，竟然会主动询问"你长大了之后想做什么"等问题，并且会顺着对方的回答将话题继续下去，成功构成了交流。同时，G 还会主动将 Telenoid 抱在怀里，做出蹭脸颊和亲吻等动作，就像是对待婴儿一般。然而，在和学生面对面交流时，G 完全没有与对方进行肢体接触的意愿。

第三位 H 的认知障碍症的病情为中度，虽然记忆力衰退，但她也没有明显的痴呆精神行为症状。H 在和学生进行面对面交流时，也同样自顾自地讲述自己过去的故事或者自己家人的故事，无法构成交流。

但是 H 在面对 Telenoid 时，果然也做出了微笑着向对方提出问题等行为，主动促成了双方的交流。并且与 G 一样，H 也同样兴致勃勃地触碰了 Telenoid。

Telenoid 虽然能歪头、点头、活动手臂抱住对方，以及能够随着声音改变口型，但基本上是没有任何表情的。而且人们从外表上看不出它的年龄，也分不清它究竟是男孩还是女孩。

但是，无论是 G 还是 H，都宛若对待有生命的小孩子一样，与 Telenoid 说话时十分慈祥和蔼。F 的病情如果没有那么严重的话，想必也会做出与其他两人相同的举动吧。

那么，这些行为的深层原因是什么呢？普遍认为，正因为 Telenoid 没有明显的特征，患者才能够轻易地将自身的记忆投射到 Telenoid 上。受此影响，患者的意识倾向于集中至一点，尤其是集中至 Telenoid 的脸和眼睛，从而不再被其他外界信息干扰。

但是，问题的重点并不在此，而在于护理人员看到患者与 Telenoid 的对话后的反应。他们异口同声地表示"没想到他这么能说""之前还以为他不说话是因为认知障碍症"。

事实上，养老院等福利场所内的日常对话量少得可怜。根据某项调查可知，福利场所的工作人员与患者进行对话的时间仅占其上班时间的 1%（见图 2-6）。根据另一项调查，在工作人员与患者的交流当中，77% 是因护理工作而进行的对话。同时，为了构建信赖关系而进行的对话，即日常对话仅占其中的 15%（见图 2-7）。

护理人员总是认为他们和患者之间几乎没有日常对话是因为认知障碍症，但事实并非如此。患者不说话，只是因为没有说话的机会，也没有人跟他们说话罢了。

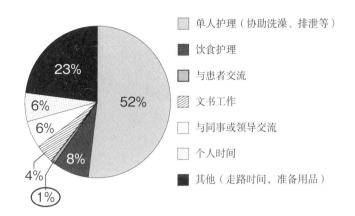

图 2-6　护理工作人员上班时间的比重

资料来源：Mallidou,A.A. et al.(2013)

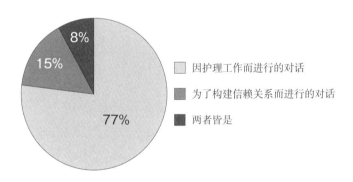

图 2-7　护理工作人员与患者的交流

资料来源：Ward,R. et al.(2008)

　　我们想要跟某人说话时，一般会主动上前搭话。但对于认知障碍症患者来说，这种简单的小事却难如登天。理由有很多，比如记忆混乱导致不知道搭话时该说些什么、不知道对方是什么样的人、不敢跟看起来工作繁忙的人搭话等等。虽然理由众多，但其中绝对不包括"不想说话所以不说话"这种理由。


## 通过 Telenoid 自然而然地
## 进入认知障碍症患者的个人世界

在我们的研究调查中，前半段只有学生，后半段则由学生和倾听志愿者来进行面对面交流和通过 Telenoid 交流。在后半段引入志愿者进行测试，是为了研究接受过对话训练和没有接受过对话训练的人之间的差异。

就结果而言，学生们一开始在面对面交流中进展不佳，相比之下通过 Telenoid 进行的交流则更加顺利。随着对话次数的增多，学生们慢慢掌握了认知障碍症患者说话的特点，于是面对面交流也逐渐走上正轨。

与此相比，倾听志愿者在 Telenoid 交流中往往进展不佳，面对面交流时的质与量则相当高。特别是在对话过程中，如果交流对象是学生，那患者在通过 Telenoid 交流时的兴致更高；如果交流对象是志愿者，那患者在面对面交流时的兴致更高。这又是怎么一回事呢？

因为学生们基本上没有接受过倾听方面的专业训练，所以他们在与患者面对面交流时，往往将注意力放在自己身上。他们在对话过程中会思考，自己应该说些什么，应该向对方提出什么样的问题等。

但是，学生们在通过 Telenoid 与患者交流时，会主动去思考"患者们把 Telenoid 看作什么"这个问题。是看作小女孩，还是看作小男孩？是想象自己回到年轻的时候，把 Telenoid 当作自己曾经年幼的孩子？还是看作孙子？或者是看作邻居家的小孩？

于是，通过 Telenoid 这个载体，学生得以自然而然地进入认知障碍症患者的个人世界，对话交流也越发顺利。客观审视自身的言行举止的内心活动被称为"元认知"，那么在这个例子中，学生原本以自我为中心的元认知逐渐转换成了以对方为中心的元认知。

并且随着交流次数的增多，学生们通过 Telenoid 逐渐掌握了与患者对话的诀窍，从而也能够顺利地与患者进行面对面交流了。

与之相对的，志愿者们由于接受过专业的倾听训练，所以从一开始进行面对面交流时就已经能够以对方的个人世界为中心进行交谈了。反而在通过 Telenoid 进行交流时，志愿者们往往难以顺利表达自身的感情。

从这个调查研究中我们可以得知，与认知障碍症患者交流时最重要的就是要理解对方的内心世界，要自然而然地进入他们的个人世界。但是，这类研究也很难长期进行下去，因为学生们很快就会厌倦。

认知障碍症患者也很快就会失去与学生和 Telenoid 说过话的

记忆。到下次见面时，他们不记得自己的交流对象是谁，也不记得上一次都说过些什么。所以早已摸清楚患者喜好的学生和志愿者们，逐渐开始在对话中重复同样的话题。虽然他们的本意是节省互相磨合的时间和精力，但这种走捷径的行为最终带来了恶果——厌倦。虽然倾听志愿者能勉强忍受，但学生们无法忍受这种无趣。他们的积极性逐渐下降，最终研究也进行不下去了。

这告诉我们，走捷径这种行为终归是不可取的。"反正她也不记得，那我每次都说同样的话题也没事吧"这种偷懒的想法，最终会让我们自身失去动力。

## 认知障碍症患者有着
## 看护过程中难以被察觉的潜在技能

对于认知障碍症患者其实有着强烈的交流欲望这一点，很多人都感到十分惊讶。但其实还有一件事也令我们十分惊讶——研究过程中，H竟然能够为Telenoid朗读绘本，而且读得十分流畅，声调犹如唱歌一般抑扬顿挫（见图2-8）。

H身边的人谁都没想到，她作为一个患有中度认知障碍症的患者，竟然能朗读绘本给别人听。如果说是因为没有机会展示这种才能还勉强能理解，但事实上，认知障碍症患者从确诊的那一刻开始，就无论如何都会被他人当作生活不能自理的人来对待了。患者们虽然拥有着诸多潜在的技能，但在他们身边的人眼里只有他们做不到的事，而看不到他们能做到的事。

而这种偏见，不正是让患者更加孤独，让他们的生活更加寸步难行的原因之一吗？

如果能在平日里多与患者说说话，多了解对方，这种偏见就能逐渐消解，我们也就能发现患者那些不为人知的能力了。

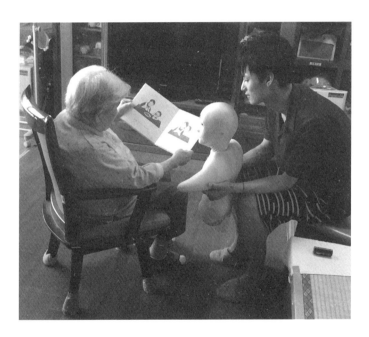

图 2-8　H 为 Telenoid 朗读绘本

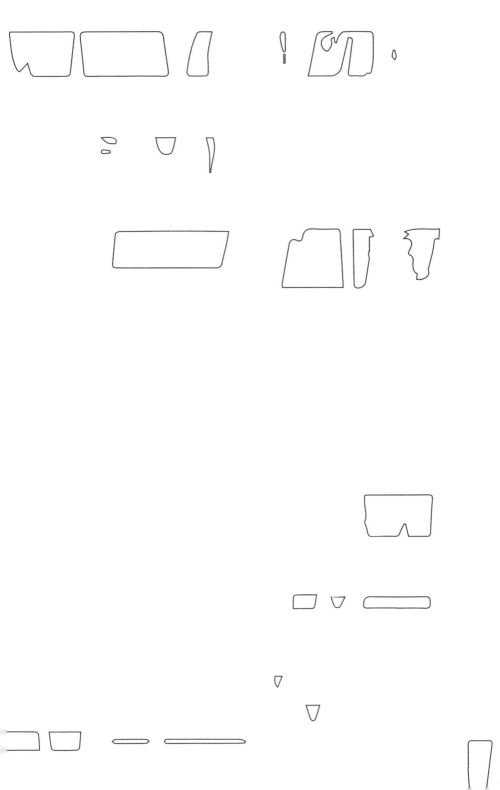

# 了解认知障碍症患者眼中的
# 世界

# "心"是什么

## 我和你的心为什么是不同的

在第三章，我们来看一看构成"心"的重要基础——记忆力、注意力和定向力等能力在患上认知障碍症之后会有怎样的变化。通过了解这些变化，我们也能多多少少离患者的内心世界更近一步。除此之外，这一章还将围绕认知障碍症引发的代表性疾病的特征、轻度认知障碍以及认知障碍症的预防和治疗等方面，结合最新的研究成果展开讨论。

首先，"心"到底是什么？

如果向你抛出这个问题，你会如何作答呢？虽然根据对问题的理解不同，答案也多种多样，但生活在现代的我们大概率会这么回答："心是大脑活动的产物"。

强调"现代"是因为，随着脑科学的发展与进步，如今这个时代的人们正一步步地解开大脑活动的奥秘。

比如说，"记忆"这个过程就已经被揭开了奥秘。所谓记忆，就是感觉器官从外界接收信息，脑前额皮质对信息进行筛选，留下的信息在海马和其周边区域短暂地储存一段时间。在这期间，人体反复对这段信息进行回忆，使其印象逐渐加深，最终这段信息被送往大脑的各个部位进行长期储存，也就是形成了长期记忆。这就是"记忆"的过程。

但是，这只是"记忆"的过程，并非"记忆"的内容。哪怕记忆过程人人相似，但记忆的内容却因人而异。

那么，为什么我的记忆与你的记忆不同？又是为什么，我的心与你的心不同？

当我们接收到某种物理刺激时，比如看到什么、听到什么、闻到什么、摸到什么、尝到什么时，我们会将这个刺激与记忆相对照，试图判断这到底是什么。如果在记忆中没有找到类似的事物，那么这个刺激就会形成新的记忆。

记忆因人而异，一是因为不同的人接触过的刺激不同，留在脑海中的经验也不同。二是因为，不同的人面对同样的刺激，有不同的关注点，接收了不同的信息，与不同的记忆进行对照，最终做出不同的思考和判断，或是在脑海中形成不同的记忆。这种处理知识信息的过程，就是"认知"。不同的人，认知也不相同。

比如，在同一条小道上散步的人们中，有人会将目光停留在路边的小花上，有人却对花朵熟视无睹。将目光停留在小花上的人，也就是将注意力集中在花上，仔细观察其颜色和形状，再与自己曾经见过的花朵进行对照，最终做出"这是紫罗兰"或是"这花开得很美"等判断，并形成一段记忆："这里有一朵漂亮的紫罗兰。"

与此相对，如果这个人的注意力不放在花朵上，而是放在看起来马上要下雨的阴沉天空上，或是放在"到公司之后，要先做那件工作"的思考上，他就不会注意到花朵。当然，他就不会觉得花朵开得很美，也不会留下"这里有一朵紫罗兰"的记忆。

而这一切，就形成了记忆的差异。如果这个人之后接触到某种刺激，比如说在其他地方见到紫罗兰时，经历了不同情况的他能对照的记忆不同，也就形成了判断的不同。

也就是说，哪怕认知的过程相同，认知的内容也往往大相径庭。而我的心与你的心的不同，是因为我们都以自己独有的方式积累着经验、产生了认知。

不过，上文中阐述的都是作为大脑活动产物的"个人的心"。在心理学上，还有着与身边的人和组织有关的"在社会关系中的心"，以及从生到死的"在时间中的心"。

"在社会关系中的心"是指，个人的心通过语言和行为的形式出现，与其他人和组织互相影响，从而发生种种变化的过程。也就是说，理论认为从人与人的关系中能诞生新的心。

"在时间中的心"是指，一个人在人生不同时期，比如在儿童期、青少年期、老年期看同一件事物，得到的感受和内心的想法都是不同的。也就是说，理论认为从时间的流淌中能诞生新的心。

该理论在认知障碍症领域也有应用。因大脑机能出现异常而诞生的"个人的认知障碍症";与家人、护理人员和当地居民的"在周边关系中的认知障碍症";作为一个人而生、而死的"在人生中的认知障碍症"。

通过这三个不同的切入点,我们得以从各个不同方面来了解认知障碍症患者的"心"。

## "记忆力衰退"是什么

接下来,我们更深入地了解一下"记忆"。

"记忆障碍"是认知障碍症患者最常见的一种症状。所以,提起认知障碍症的症状,大部分人最先想到的都是"健忘"。但是无论是谁,到了中老年阶段后都会出现记忆力衰退的情况。想必我们每个人都有过类似的体验,有时半天说不出事物的名称,只能说"那个,就是那个东西"。有时记不起熟人的名字,只能说"她叫什么来着,那个头发很长、个子很高的人"。

这种我们在日常生活中经历的记忆力衰退,和认知障碍症患者的记忆障碍,究竟有什么不同呢?

一言以蔽之,认知障碍症患者的记忆障碍的本质是"记不住",而上了年纪之后的记忆力衰退的本质则是"想不起来"。之所以这么说,是因为我们虽然有时想不起来熟人的名字,但我们也会因为某种契机而灵光一闪："啊，想起来了，她叫铃木啊！"

由于"记忆力"这个词并不能区分"记不住"和"想不起来"，所以在心理学领域不使用这一表述。心理学中，将记住某件事情的过程称作"识记"，将想起某件事情的过程称作"回忆"。

所谓记忆这个信息处理的过程，就是"识记（记住）→保持（不让记住的信息被忘记）→回忆（想起保持住的信息）"这三个步骤。这也是记忆的"学习模型"。但是，这个模型不能解释识记能力低下时的记忆过程。所以，为了详细解释外界信息在大脑内部是如何被处理的，我们引入了记忆的"认知模型"。

记忆的认知模型虽然多种多样，但在其中，"多重仓库模型"最具有代表性。

在这个模型中，从感觉器官中得到的信息会被暂时储存在"感觉仓库"中。虽然这种暂时性的储存很快就会被舍弃，但只要我们将注意力集中在其中的某一段信息上，这段信息就会被送往"短期仓库"，形成短期记忆。

但是，短期记忆依旧会在数十秒到数十分钟之内被舍弃，所以大脑会将类似的信息进行整合，无数次地反复对这段记忆进行回忆，也就是所谓的"符号化"。经过符号化后，这段信息就会被送往"长期仓库"，形成长期记忆。

按照记忆的认知模型来看，识记能力低下有以下三个原因。一是因为从感觉器官中得到的信息无法正常转变为短期记忆。发生障碍的节点在外界信息的处理上，大脑不知道该将注意力集中在什么上，也不知道该记住哪些信息。二是因为短期记忆本身出现了障碍。三是因为短期记忆无法正常转变为长期记忆，也就是符号化能力出现了障碍。

将这些障碍与大脑各个部位相关联，就能得到记忆的"脑·神经模型"。

按照该模型来看的话，承担起记忆过程中的第一步，"筛选应该集中注意的外界信息和应该记住的信息"这一过程的是前额皮质。而这种前额皮质的活动被特别称作"工作记忆"（working memory）。工作记忆与各类信息的处理有着密切联系。但工作记忆不仅仅是信息的取舍与选择，也就是不仅仅对信息进行"专注和忽视"，它也会将外界的信息与自身记忆相对照，也会为了处理信息而暂时记忆一些事物，运用这些事物推进记忆的过程。

而第二步的短期记忆与第三步的符号化，则是由海马和其周边区域承担。

认知障碍症患者之所以识记能力低下，要么是因为前额皮质受损，导致工作记忆无法正常运作，要么是因为海马和周边区域受损，导致短期记忆无法转变为长期记忆。至于患者们相对而言把以前的事情记得更清楚，则是因为长期记忆并不只是在某一处，而是分散储存在大脑的各个角落，所以这些记忆不会一下子全部丢失。当然，"长期储存"只是个概念性的说法，客观上并不存在这种角落。

记忆也有除了"短期记忆和长期记忆"以外的分类方法。

比如说，像长期记忆一样不容易被忘记的记忆，可以称为

我们与认知症的距离

"内隐记忆"。内隐记忆是一种"肌肉记忆"，走路、游泳、用剪刀和菜刀、写字和画图、骑自行车和开车等日常习惯都包含在内。虽说世上有"失用症"这种疾病，人患上后就会无法运用后天习得的习惯性技能，但一般来说这类内隐记忆都不易衰退，就连认知障碍症患者都能长时间地保持住。

与难以用语言表达的内隐记忆相比，能轻易用语言表达的记忆被称作"外显记忆"。外显记忆分为基于个人生活经验的"情景记忆"和社会集体共同拥有的知识，如历史事件和名人名言等构成的"语义记忆"。

除此之外，记忆还有由过去的记忆构成的"回溯性记忆"和关于未来的"前瞻性记忆"等多种多样的分类方式。


## "注意力衰退"是什么

在审视认知障碍症时，记忆是极为重要的因素之一，但在此之前的"注意"阶段其实也十分重要。

我们在人群密集的地方和其他人碰头时，能从人群中一眼看到对方。或是在喧闹的派对上，我们也能听清自己在说什么。

我们对这些能力已经习以为常，殊不知这与工作记忆的活动，特别是其对信息进行"专注和忽视"的过程有关。如果失去工作记忆的能力，上述的事情我们就再也做不到了。

在熙熙攘攘的人群中寻找朋友时，我们会将自身记忆中朋友的脸与周围人们的脸进行瞬时对照，从中识别出要找的人。在这个过程中，我们的注意力只集中在"脸"这个必需的信息上，其他多余的信息都被忽视了。在喧闹的场景中和其他人说话时，我们则将注意力集中在自己和他人的声音上，忽视了其他无关的声响。

这些举动都是我们在无意识之间完成的。但是人一旦上了年纪或是患上了认知障碍症，这些无意识的举动也会变得困难至极。

从本质上讲，人的"注意力"可以大致分为"集中注意""连续注意""选择性注意"和"分配性注意"四个大类。

集中注意是指将注意力集中在某一特定事物上，比如在认真学习和工作时，或是沉浸于书本和游戏时注意力的状态。连续注意是指持续性地将注意力集中在某一事物上的状态。选择性注意是指筛选从感觉器官中得到的庞杂信息，从中选择某一事物集中关注。而选择某一事物也意味着对其他信息不加以关注，也就是进行忽视。最后的分配性注意则是指同时对多个事物进行关注的状态。

不论是上了年纪还是患上了认知障碍症，人的集中注意和连续注意能力都不会有显著的衰退，依旧能将注意力集中在一个特定的事物上。同时，因为人本身就无法长时间地集中注意力，所以哪怕连续注意能力有所下降，人们一般也不会察觉到。

与此相对，人一旦上了年纪或是患上了认知障碍症，选择性注意和分配性注意的能力就会显著下降。选择性注意能力下降，会导致在人群密集的场所全身僵硬，一动也不能动。这是因为大脑无法对信息进行专注和忽视的处理，涌入脑海的信息量过大，导致人不知所措。

分配性注意能力的代表性例子是开车和做菜。特别是在开车时，驾驶员必须要同时关注红绿灯、道路交通标志、过往行人、自行车、后方来车、对面来车、建筑物的视线死角、前方十字路口路况等多个信息。上了年纪或是患上了认知障碍症后，人的工作记忆能力衰退，很难再做到同时关注多个信息，所以这些人也就不再适合开车了。

说到开车，我们常常能看到因驾驶员搞反了油门和刹车位置，导致车祸的新闻，其实这种事故也与大脑的忽视机能的衰退有着联系。要想踩刹车，就必须将踩着油门的脚抬起，移动到刹车上面，最后踩下去。而在发生危险时，要想迅速踩刹车，就必须先忽视"踩油门"的动作信息，把脚从油门上移开。

但是如果大脑的忽视能力低下，那么这一简单的过程也会变得十分困难。同时，随着工作记忆能力的衰弱，大脑很容易发生跳过一部分预定动作的"遗漏"行为。虽然心里想着要去踩刹车，将脚从油门上移开，但是大脑跳过了"将脚移动到刹车上方"这一动作，于是脚又一次踩到了油门上。

话题偏移了不少，但最终我想阐述的是，由于工作记忆能力的衰退，选择性注意和分配性注意的能力也随之下降，最终会导致日常生活中出现各种各样的困难。但是我认为，将这些困难全部归结于大脑机能的衰退是一种错误的做法。

就像心能分为个人的心、在社会关系中的心和在时间中的心一样，生活上的困难也能分为个人大脑机能衰退引起的困难、周边的人际关系引起的困难和时间引起的困难这三类。

大脑机能的状态不同，生活上的困难也不同；周边人际关系的状态不同，生活上的困难也不同；同时，年轻时就患上认知障碍症的人和老了之后才患病的人，生活上的困难自然也不同。

就像虽然认知能力的构成相同，但我和你的心是不同的一样，虽然大脑机能的衰退程度相同，但是其引发的生活上的困难并不一致。这要取决于患者与周围的人际关系和他现在身处的人生阶段。

# 认知障碍症患者如何看待时空

## 我们需要在时空中找到属于自己的位置

接下来，我们来看看认知障碍症患者是如何看待时空的。

我们都需要在时空中找到属于自己的位置。

就像我们知道自己今天要几点起床，要乘地铁去上班，上午去开会，中午在附近的荞麦面店吃饭，下午去合作方公司与负责人会谈……我们在时间和空间中找到并记住自己的位置，日复一日地生活着。

虽然平日里我们并不会刻意留心这些信息，但如果主动去回想"我今天都做了什么"的话，也能顺利地记起来。

而患上认知障碍症后，人的定向力就会出现障碍。定向力是指正确认识自己所处状态的一种能力，包括时间、地点和人物这三大要素。

为了让不理解定向力障碍的人对这种状态有所了解，我经常采用这样的问题："如果你在睡着的时候，被人强行带去了一个陌生的地方会怎么样？"

如果你在睡着的时候，被人强行带去了一个陌生的地方，那你醒来后会有什么样的感受？

你原本以为在自己的房间里，结果睁开眼睛却发现是一个完全没见过的房间。你也不知道现在到底是早上、中午还是下午。眼前的人虽然一脸亲切地跟自己打招呼，但你并不认识这个人。他是谁？这是哪里？现在是什么时候？担忧与恐慌想必会充斥你的内心。我们人类如果不能掌握身处的环境，就会变得十分缺乏安全感。

而且认知障碍症患者不只定向能力，连记忆能力也会出现障碍。如果我们在一个陌生的地方醒来，一定会努力回忆自己睡着之前都发生过什么事。比如说回忆起昨晚和朋友一起去喝酒，然后去了 KTV，最后太累了就开始犯困了。脑海中似乎有着和朋友一起上了出租车的模糊记忆……于是我们会推测：这里是朋友的家吗？

但是随着认知障碍症的病情加重，患者就算想回忆自己睡着之前的场景，也怎么都回忆不起来。再怎么寻找，也无法从记忆深处找到可以解释当下情况的线索。

如果某人对"地点"的定向力出现障碍，那么对他而言走到目的地这件事就会变得十分艰巨。

每当我们要去哪里时，都会在脑海中浮现一张鸟瞰地图。地图指引着我们下地铁后走上台阶，走到大路上后朝左转，在第一个红绿灯处朝右转，然后告诉我们目的地就在前方。我们不仅分析着眼睛能看到的场景，更在脑海中分析着看不到的场景。

但是定向力一旦出现障碍，人就无法在脑海中生成鸟瞰地图。所以患者只能参照自己所处的场景和眼睛能看到的场景，却无法判断自己该走哪个方向。

在认知障碍症患者的病情尚轻的时候，他们还能去自己熟悉的地方，但是随着病情加重，他们去熟悉的地方都会迷路，兜兜转转找不到方向。

而对于"时间"的定向力如果出现障碍，出现的不仅仅是搞不清现在的时间点的情况，更会失去感知时间的连续性的能力。我们这些普通人会将"现在"这一刻放在连续的时间段中来看待。比如做出"刚刚完成了那件工作，现在正在做这件，接下来是那件"的规划，思考着短时间内过去到未来的时间段，将自己置身于其中来做出种种行动。

但是，如果认知障碍症引发了记忆能力下降，那么患者就记不住自己都做了什么事，既不知道自己一个小时或半个小时前都做了什么，也无法将自己置身于某个时间段的某个位置上。处于这种状态的人无法做出逻辑清晰的行动顺序规划，所有行为都只是仅限当下的暂时性行为。


## 再亲近的人站在眼前也认不出来

如果对"人"的定向力出现障碍，就会出现认不出原本亲近的人的现象。不管是偶尔来看望的孙子，还是时常过来的朋友，或是常常造访的护理人员，患者都认不出来他们是谁，也不明白他们为什么在这里。随着症状的加重，患者甚至会认不出一直住在一起的老伴和孩子。

如果我们面前出现了一个人，我们就会将注意力集中在对方身上，将其特征与我们的记忆相对照，最终得出"这是昨天也来过的护工"的结论。但如果认知障碍症引发了记忆障碍，或是脑内的工作记忆能力无法正常运转，那么这一系列的信息处理就无法顺利进行。

我上小学的时候，发生过这么一件事。父母带着我和弟弟出远门，拜托外婆看家。不久后我们一行人回到家中，打开家门对外婆说"我们回来了"，但外婆却带着冰冷的声音和表情问我们："你们是什么人？"

妈妈惊恐万分地问道："怎么了？孩儿他姥姥，是我啊，你在开什么玩笑？"话音刚落，外婆就像突然回归自我了一样，脸上的表情也变回了平常的样子。

在这场骚动之前，家人谁都没有注意到外婆因为认知障碍症而产生了定向力障碍。当时外婆虽然知道自己身处自己的家中，也知道自己正在看家，却不记得家人都长什么样子了。所以，当她看到一群陌生人突然打开大门，还旁若无人地走进房间里时，她虽然内心极度恐惧，却还是竭尽全力地向对方提出了警告："你们是什么人？"

尽管当时外婆的定向力障碍状态只持续了很短的时间，她就回到了正常状态，但如果这种状态一直持续下去，又会是怎么样的情况？

比如说外婆去了养老院疗养，却突然认不出护理人员的话……一个陌生人进到自己的房间里，还自顾自地做这做那。一个陌生人亲切地跟自己说话，但是自己真的可以相信他吗？一个陌生人叫自己把衣服脱掉去洗澡，但是自己真的能在这个人面前脱衣服吗？面对类似的种种情况，产生疑虑也是很正常的。

人类往往都在掌握了自己和对方的关系之后才能完全放下心来。要是不知道面前的人究竟是谁，任谁都会感到不安和不自在。

## 认知障碍症患者眼中的世界和我们眼中的世界

人在上了年纪之后，由于感觉器官的衰退，会导致老花眼和听力下降等问题，随之而来的还有看待世界的方式的转变。这种转变不论有没有患认知障碍症都会发生，但是认知障碍症患者在看待世界的方式上还存在着他们特有的转变。

比方说，阿尔茨海默病患者与正常人相比视野会变窄。正常人在看某个物体的时候，不仅能看到该物体，还能隐隐约约地看到其周围的事物。在阿尔茨海默病患者的身上这种被称为"周边视力"的能力会衰退，导致他们的周边视野极度狭窄。

所以，阿尔茨海默病患者会出现开车时看不到旁边路口出现的自行车、注意不到在旁边跟自己说话的人等情况。因此，护理人员一般会走到患者面前跟他们说话，为的就是进入其视野范围之内。

除此之外，认知障碍症患者还会发生意识只集中于一点，顾及不到整体的情况。

曾经，我给一些认知障碍症患者看了一张描绘新年场景的图片，问他们都从中看到了什么。图片中有写着一月一日的日历，摆着镜饼[1]，还有家人围坐在一起吃杂煮的场景。

一般来说，普通人看到这幅画都会回答："这是在庆祝新年"或是"这是描绘了新年的场景"。但是认知障碍症患者们看到这幅画，有人只注意到了在柜子上打盹的猫咪，三番五次地回答："这是猫！"有人则只注意到了画面中的小男孩，并误以为那是自己的儿子，直喊自己儿子的名字："这是某某啊！"

究其原因，认知障碍症患者被问到"这是一张描绘什么的

---

1　镜饼是指供奉给神灵的扁圆形的年糕，日本的家庭在过新年的时候，将镜饼装饰在家中，以祈求新的一年顺利、平安。——编者注

画"时，他们发现图片中的信息量实在过多，不知道该将注意力投向何处，最终选择集中精神去看自己喜欢的部分。其次也是因为，认知障碍症患者无法做到将分散的信息加以联系，重新整合这种抽象的行为。

在现实生活中，这些患者去超市买东西时，总是忘记自己在哪里，总是在大型十字路口停下脚步，彷徨不安。因为他们眼前有太多商品，太多行人，这让他们不知道该将注意力投向何处，最终选择全都集中在自己感兴趣的事物上。他们无法将种种信息加以联系整合，从而判断出"这里是超市"或"这里是大型十字路口"。可以说患者的大脑处于一种"死机"状态。

那些被我们认为理所当然就能理解的周边环境，对认知障碍症患者来说却并非理所当然。

我之前听说过一件很神奇的事。建筑师们通常都会画平面图、立体图和断面图等各种各样的设计图纸，但建筑师当中有人能直接画出二维设计图，也有人必须要先在脑海中想象一个三维形状，然后才能画出设计图。不同人知觉的特征也不尽相同。

说到这里，我们也知道，世上有擅长画画和不擅长画画的人。擅长画画的人能够把三维空间里的静物、人和风景等事物轻松地转移到二维的画纸上。而不擅长画画的人不管怎么练习都画不好。想必各位在中小学的时候也见过很多这两种类型的人吧。顺带一提，我是那种不擅长画画的人。

在评定认知能力的测试中，有临摹圆形或长方形等平面图形的测试题，也有临摹立方体和圆柱体等立体图形的测试题。不管是平面图形还是立体图形，作为画在纸面上的事物，它们都是存在于二维中的。但是在针对认知障碍症患者的实际测试中，有部分人只能画出立体图形，也有部分人只能画出平面图形。当然，更多的被测试人这两者都画不出来。

为什么一部分人只能画出立体图形或者只能画出平面图形呢？虽然答案还没有定论，但有可能是因为这类人群大脑的距离知觉出现异常。出现这种异常后，人可能在开车时把握不好与前车的距离，导致过度接近前方车辆。或是在看电视时，这类人也可能完全理解不了电视画面中的内容。

我们普通人在观看二维的电视画面时，也会将其看作三维中的事物。所以我们在电视上看到风景时能感同身受，也能准确地区分出画面中的场景摆设和人物。如果大脑深处无法正常运作，那我们也就很难理解画面中的内容了。

说到底我们看到的一切事物，本就不是原原本本的客观状态。虽说眼睛看到的是客观的真实状态，但大脑会对其进行变换。

你知道吗？我们大脑认知的景象和眼睛看到的景象其实是上下左右逆转的。也有很多人在拍照的时候发现，照片上的人与自己看到的人相比，大小要更小一点。这是因为我们用肉眼观察时，一个人哪怕站在初始距离的两倍远的位置上，他的大小看起来也并不是在初始位置大小的二分之一。但是相机不同，镜头完美遵从着距离和大小成反比的法则，一个人站在初始距离两倍远的位置上时，照出来的大小正是在初始位置的大小的二分之一。

换言之，我们看到的世界并不是客观存在的真实景象，而是经过我们每个人的大脑运作变换出的世界。而当我们患上认知障碍症后，依旧是同一个大脑在进行着肉眼景象的变换。

哪怕在同一个地方，看着同一片景色，我们与认知障碍症患者看到的世界也可能是截然不同的。

# 四大认知障碍症的特征分别是什么

## "认知障碍症"在医学上的定义

本节初始，我们先来看看认知障碍症的定义。

在医学上，认知障碍症被定义为"由于一些原因导致大脑发生病变，认知机能水平较从前大幅降低，导致无法正常生活的状态"。

这里的"一些原因"指的是阿尔茨海默病、脑梗死和脑出血等能引发认知障碍症的种种疾病。

这些疾病包括脑部受伤导致的后遗症慢性硬膜下血肿，内分泌系统疾病中的甲状腺功能减退，以及脑炎等。

而在认知障碍症中，由四个原因引发的"阿尔茨海默病""血管性痴呆（脑血管性痴呆）""路易体痴呆"和"额颞叶痴呆"被并称为四大认知障碍症。

虽然这四大认知障碍症至今仍没有有效的治疗方法，但确实有一些其他类型的认知障碍症可以通过恰当的治疗手段达到痊愈的效果。

　　其次，虽说认知障碍症大多发病于老年人身上，但也存在不少 65 岁以下的患者，这种情况被称作"早老性痴呆"。

　　关于四大认知障碍症和其他认知障碍症的详细说明，将在之后的小节中加以阐述。

　　至于"大脑发生病变"的意思，例如在患有阿尔茨海默病的情况下，指的就是脑神经细胞大量死亡，大脑萎缩的情况。虽然具体原因仍在研究当中，但普遍认为患者大脑内一种名为 β - 淀粉样蛋白的特殊蛋白质大量沉积，导致脑神经细胞变性。其他认知障碍症也同样会导致大脑发生病变，具体情况也将在之后进行阐述。而"认知机能水平较从前大幅降低"这一说法是为了将认知障碍症和人出生时或是尚且年幼时出现的发育迟滞做出区分。后者指的是认知障碍症会使得与生俱来的认知能力水平降低这一特点。

　　最后一句"无法正常生活的状态"指的是"不借助他人就无法正常生活的状态"。被问到"认知障碍症到底是什么"时，很多人都会围绕大脑的状态做出回答，比如"认知障碍症是大脑萎缩、记忆力低下的状态"等。但认知障碍症的本质并不在此。大脑机能萎缩导致的无法正常生活的状态、无法独立自主地生活的状态，才是认知障碍症的本质所在。

　　如果只是大脑萎缩、记忆力低下，但生活并没有因此出现任何不便，那就不能称为认知障碍症。

在认知障碍症的诊断方面，世界各地都在广泛使用着美国精神医学学会制作的诊断手册 DSM-5（《精神障碍诊断与统计手册（第五版）》）。这本在 2013 年改版的 DSM-5 修改了曾经使用过的诊断标准，通过检查"复杂的注意力""执行功能""学习与记忆""语言""知觉运动""社会认知"这六大认知领域，进行认知障碍症的诊断。

而其中最大的特征就是将"社会认知"这一以往未曾涉足的认知领域的类别加入诊断标准之中。

以往的认知障碍症诊断中涉足的领域主要集中在注意力和记忆力等基础认知能力方面，除此之外，还有语言能力等左脑机能、工作记忆等前额叶机能等方面。也就是说，在以往的认知障碍症诊断中，关于大脑整体复杂网络的研究并不多。

新添加的"社会认知"是指使用整个大脑网络的复杂认知能力，而且与患者的生活障碍问题有很大关系。因此，社会认知能力能进入诊断标准确实是件好事。

但是，这归根结底只是设立了诊断标准，并没有考虑到将来的情况。即使发现一个人社会认知能力降低了，之后又该如何护理呢？该怎样才能减轻他生活上的不便呢？这和诊断完全是两回事。

刚才提到过，四大认知障碍症目前还无法治愈，但这并非意味着没有相应的药物。目前在日本投入使用的有以下四种认知障碍症相关的药物：

- 盐酸多奈哌齐

  用于轻度到重度阿尔茨海默病，也用于路易体痴呆。

- 氢溴酸加兰他敏

  用于轻度到中度阿尔茨海默病。

- 盐酸美金刚

  用于中度到重度阿尔茨海默病。

- 卡巴拉汀

  用于轻度到中度阿尔茨海默病。


虽然说用药时机越早，治疗效果也会更好，但不论是哪种药物，效果都仅仅停留在暂时改善症状、延缓病情发展上，遗憾的是疾病本身无法治愈。

在法国，由于副作用显著但效果甚微，这些药物从 2018 年 8 月起被移出医疗保险报销范围，开销从此均由个人承担。目前日本没有将这些药物移出医疗保险报销范围之外的动向。

除了这些认知障碍症药物以外，对于妄想、幻觉等症状，可以使用精神药物治疗；对于焦虑、紧张等症状，可以使用镇静药物；失眠时可以使用安眠药等。另外，抑肝散等中药也在临床中有所应用。

# 轻度认知障碍（MCI）和认知障碍症的区别

2012 年厚生劳动省的调查显示，日本患有认知障碍症的老年人数量约为 462 万人。由此推断，时至今日这个数字恐怕已经接近 550 万了。

另外，患有轻度认知障碍（Mild Cognitive Impairment，MCI）的人数据估算有 400 万人左右。患有认知障碍症和 MCI 的人加起来，应该有将近 1000 万人。那么 MCI 到底和认知障碍症有什么不同呢？

MCI 是指认知机能虽然比其年龄的正常水平低，但是日常生活中没有出现不便的一种状态。也就是说最大的不同在于，认知障碍症是"日常生活中出现不便的状态"，而 MCI 是"日常生活中没有出现不便的状态"。

MCI 中最常见的就是明显的健忘症状。由于记忆力衰退，患者往往频繁地询问同一件事。但是他们不借助他人也能独立生活。MCI 的致病原因和认知障碍症一样，包括阿尔茨海默病、脑梗死和脑出血等多种疾病。话虽如此，MCI 患者其实是处于健康人群和认知障碍症患者之间的状态，并不是患有认知障碍症。

另外，MCI 并不是一个固定的状态，有些患者会由此转为认知障碍症，也有患者的认知能力逐渐恢复到了正常水平。这些患者的数目比例在不同的研究中有所浮动，一般来说 MCI 转为认知障碍症的比例是每年 5%~15%，MCI 恢复到正常范围的比例是每年 16%~41%。而 MCI 最终转为认知障碍症的比例最高是 50%

左右。

MCI 的筛查中推荐使用一种名为"蒙特利尔认知评估量表—日本版"（Montreal Cognitive Assessment-Japanese version，MoCA–J）的认知能力测试，因为它比认知障碍症筛查中广泛使用的 MMSE 难度更高。

MMSE 中的问题是让被测试人记住 3 个单词，然后让他回答算数等其他问题后，再回忆刚才的三个单词分别是什么。而 MoCA–J 的问题是记住 5 个单词。但是 MMSE 也可以通过添加其他问题的方式使其能应用于 MCI 的筛查。

由于 MCI 的诊断很困难，非专业医生难以做出正确的判断。专业医生诊断时，会采用测量认知障碍症严重程度的诊断标准"临床认知障碍症评定量表"（Clinical Dementia Rating，CDR）。

但是，能够通过上述检查诊断出来的，基本上都是被称为"遗忘型轻度认知功能障碍"的以记忆障碍为主要症状的 MCI。一些记忆障碍并非主要症状的 MCI，例如路易体病引起的 MCI 中，记忆障碍症状并不明显，取而代之的是出现失眠和便秘等症状。但是对于这些类型的 MCI，目前还没有专业的检查手段。

说到这里，又产生了一个新的疑问：既然一些人被诊断为 MCI 后认知功能也能恢复到正常水平，那这是否意味着 MCI 能够被治愈？

事实上，MCI 和很多其他类型的认知障碍症一样，目前还无法被治愈。不管是服用药物和各类保健品、进行有氧运动还是食用各类食物，都不能有效抑制 MCI 向认知障碍症的发展。

不过，就像认知障碍症患者服用多奈哌齐等药物能够延缓病情发展、暂时改善症状一样，给 MCI 患者服用改善认知障碍症的药物，也可能延缓病情发展、暂时改善症状。虽然不能完全治愈，但是药物效果因人而异，有时也能够产生一定程度的缓解作用。

但是，目前日本并没有将 MCI 列入疾病的范围，也就是说，MCI 不在医疗保险的范围之内。因此，针对 MCI 的用药极其困难。

而在美国，MCI 被列入了疾病的范围，DSM-5 中也写明了诊断标准。由于美国的医疗保险是通过私人保险公司和个人之间签订合同取得，所以保险公司能够直接支付 MCI 的各类保费。

在实际生活中，虽说不是所有患者都会从 MCI 转为认知障碍症，但如果一个人被诊断出患有 MCI，患者本人和其家人都会因此郁郁寡欢，其中陷入抑郁状态的患者也不在少数，所以很多临床医生也不得不为患者提供心理方面的咨询。恐怕正因如此，美国才将 MCI 纳入医疗保险的范围。

由于日本的医疗保险是由政府主导，所以如果将 MCI 加入医疗保险的范围，本已庞大的政府医疗支出会进一步增加。即使确诊 MCI，每年也只有 5%~15% 的患者会转为认知障碍症。所以是否应该在这方面投入金钱更是一个严峻的社会问题。

不过，和美国一样，在日本因确诊 MCI 而郁郁寡欢的患者比比皆是。虽说 MCI 转为认知障碍症的概率很小，但能保持平常心态的患者少之又少。而面对确诊 MCI 后陷入抑郁状态的患者，他的家人也会跟着陷入负面情绪当中。

据说尽早服用认知障碍症药物的效果会更好，所以对认知障碍症的早期诊断和早期发现很重要。

要是 MCI 的话，该怎么办呢？

在前方没有任何突破口的情况下，想必很多人即使明白应该尽早就诊，也会犹豫不决、不知该从何处入手。

除此之外，世界卫生组织于 2018 年 6 月发布了《国际疾病分类第十一次修订本》（ICD-11）。ICD 是根据国际统一标准制订的伤病、残疾和死亡原因的分类，不仅被广泛应用于官方统计当中，还被用于医疗机构的诊疗记录等领域。

在 ICD 修订之后，认知障碍症被归类于神经认知障碍（neurocognitive disorders）分类中。同时，和美国的 DSM-5 一样，轻度认知障碍被列入了神经认知障碍分类当中。日本今后也会认真考虑 ICD-11 的内容，推进诊断分类化的发展。


## 认知障碍症的核心症状和精神行为症状

认知障碍症的症状可大体分为"核心症状"和"精神行为症状"这两大类。

核心症状是指因脑细胞死亡、大脑高级功能衰退而出现的症状。大脑高级功能是只有人类才有的高等级的大脑功能，包含语言、认知·判断、创造·欲望、复杂情感等要素，由覆盖大脑表面的新皮质掌管。

核心症状发病的时间和程度存在个体差异，但患有同类型认知障碍症的人基本会出现相同的核心症状。

与此相对，BPSD 并不是由大脑功能衰退直接引发的症状，而是身心的压力和周围的环境等各种各样的因素互相影响而引发的症状。因此，即使患有同类型的认知障碍症，每个患者出现的症状也是不一样的。

何种类型的认知障碍症会出现何种症状这一问题将在后文加以详细说明，这里先简单介绍一些代表性的症状。

首先从核心症状开始说起。核心症状包括记忆障碍，视力障碍，定向力障碍，思维和判断能力低下，执行（实行）功能障碍，失语，失用和失认等症状。但这些症状并不是独立存在的，而是密切相关的。比如定向力障碍是因为无法将现在的时间、地点和旁人与记忆相匹配而产生的，而思考和判断能力又决定了记忆和定向力的准确性。在此基础上，让我们来看看每个症状都是怎么一回事。


• 记忆障碍

记忆障碍是认知障碍症中非常常见的症状，尤其是在阿尔茨海默病中必定出现。就如同"忘记吃了什么饭只是单纯的健忘，忘记吃过饭这件事本身才是认知障碍症"这句话所说的，在认知障碍症中出现的记忆障碍的特征就是完全忘记发生过的事物本身。

记忆障碍开始萌芽的时候，患者会记不住新的事物。因为不记得自己刚才做过的和听过的事，所以患者会反复询问同一件事，四处找东西的情况也会增多。随着病情加重，已经固化的长期记忆也会从脑海中逐渐脱落。相对来说，近期发生的事情更容易被遗忘，而童年记忆这种过去发生的事情则能够较为长久地保存在大脑中。

像这样记忆沿着过去的方向逐渐丧失的情况，我们称为"逆行性遗忘"。不过，虽说是"沿着过去的方向"，但实际上并不是像"失去80岁的记忆后再失去70岁的记忆，然后再失去60岁的记忆"这样严格地按照时间逆序进行的。

• **定向力障碍**

在前文中也提到过，所谓的定向力就是理解自己所处环境的能力，包括时间、地点和人物这三大要素。

如果时间方面的定向力出现了障碍，人就会搞不清楚现在的日期和季节，同时也无法把握时间的流逝，不明白自己之前都在做什么，之后又应该做什么。

如果地点方面的定向力发生障碍，人就无法对自己所在的地方进行俯瞰认知，位置关系也会变得模糊不清。病情刚开始时，患者还可以独自前往熟悉的地方。但渐渐地，他们哪怕去熟悉的地方也会迷路。等到病情发展为重度后，他们甚至在自己家中都找不到洗手间在哪里。

而有关人物的定向障碍是在症状发展到一定程度后才会出现

的。患者不再认识对方是谁，症状加重后，连同一个屋檐下的家人这种亲近的人也会变得陌生。

- **思维和判断能力低下**

在思考和判断的过程中，人们需要将外界的信息与自身的记忆相对照，或是进行多件事物的平行比对。而一旦患上认知障碍症，这种能力就会逐渐衰退。

因此，患者很难思考如何处理眼前的问题，也很难做出适应情况的举动。例如出门时根据室外温度来选择服装这种事，患者就很难做到。

- **执行（实行）功能障碍**

执行功能是指在做某件事的时候确定目标、制订计划、执行和反思的能力，也就是"计划—执行—检查（Plan-Do-See）"的过程。执行功能是一个包含多个认知过程的复杂机能，一旦其出现障碍，那些我们平时不经意间能完成的事情就无法顺利进行。

打个比方，哪怕执行功能障碍患者依旧可以切菜，但他无法做到"决定好要做的菜，然后去买食材，接着按顺序烹饪各种食材"这种一系列的举动。

- **失语（语言障碍）**

认知障碍症的语言障碍是指，尽管听觉和发声（说话）功能一切正常，患者却无法理解语言、无法表达语言的一种状态。虽说这类语言障碍是由大脑语言中枢障碍引起的，但同样是由语言中枢障碍引起的失语症和由脑损伤、脑梗死、脑出血引起的失语症是能够逐渐恢复正常的。与之不同的是，认知障碍症的失语症则会随着时间进一步恶化。

鲜为人知的是，一些认知障碍症会因语言障碍而发病，且较长时间内有且仅有语言障碍这唯一的症状。

另外，语言障碍根据发生障碍的大脑部位不同，可以分为"运动性失语"和"感觉性失语"。

运动性失语是指虽然能听懂他人说的话，但自己无法顺利组织语言。感觉性失语是指无法理解语言这一事物本身。因此，这类失语症患者既听不懂他人说的话，自己说出的话也只是没有意义的音节组合。

### • 失用

失用是指虽然没有四肢瘫痪等身体上的问题，但是却无法完成以前能做到的动作的状态。失用是血管性痴呆中的常见症状，有"穿衣失用""观念性失用""结构性失用"和"观念运动性失用"等不同分类。

穿衣失用是指患者扣不好纽扣、穿衣服前后颠倒、将袖子套到腿上等无法正确地穿脱衣裤的状态。

观念失用是指患者虽然知道牙刷、剪刀等常用物品的用途，却无法正常使用这些物品的状态。

结构性失用是指患者无法将个别的成分综合成一种形体。表现出无法临摹图形、无法画出表盘时间、无法堆积木等症状。

观念运动性失用是指患者虽然能够完成一系列的动作流程，但如果特意去做其中一个单独的动作就无法完成的状态。比如患者能够和别人一起在玄关口穿好鞋出门，但如果对方提醒他"你把鞋穿好吧"，患者就一下子不知道该如何穿鞋了。

## • 失认

失认是指虽然不存在视力和听力等感觉障碍，却依旧无法正确认知对象的状态。失认是血管性痴呆中的常见症状，有"相貌失认""物体失认""听觉失认"和"半侧空间忽略"等类别。

相貌失认是指不能把脸作为一个整体来看待的状态。患者虽然能认出眼睛和嘴巴等部位，也可以通过声音和服装等来辨别对方，但是却不能通过脸辨别他人。就连看到镜子里映出的自己的脸，患者也不知道这是谁。

物体失认是指认不出日常常用物品的状态。一些患者虽然用眼睛看不出来，但用手一摸又能明白是什么东西。

听觉失认是指无法认知对讲机和电话铃声这种多年以来十分熟悉的声音的状态。患者虽然知道对讲机和电话在响，但是由于不明白那代表什么意思，所以不会去接对讲机和电话。

半侧空间忽略则是一种无法认知右侧空间或左侧空间的状态。

其次是BPSD。BPSD曾经被称为"周边症状"，是由认知障碍症的核心症状以及身心压力和周围环境的影响等各类原因共同引发的。

BPSD 中存在行为症状和精神症状，但部分症状并不能完全归类为其中之一。另外，除了以下提到的以外，还有其他各种各样的症状。

### • 抑郁、淡漠

抑郁是指情绪低落，心情忧郁，什么都不想做的状态。淡漠是指对周围所有事物的兴趣和关心程度极度淡薄的状态，并不会有忧郁等心情上的变化。

具体来说，抑郁和淡漠的患者会出现不出门、不想见人、对以前喜欢的事物和爱好失去兴趣、不看书和报纸等状况。

### • 妄想

妄想是指将与现实不符的信息当作事实的状态，代表性的有"被害妄想"和"嫉妒妄想"。其中十分常见的是被害妄想中的一类——"被偷妄想"。患者把钱包和存折等物品放在某处，却忘记了自己做过这件事，于是坚持说"有人偷了我的东西"。

### • 幻觉（幻视）

幻觉是指真切地看到一些实际上不存在的东西的状态，常在路易体痴呆中出现。患者常常会说"房间里有个小孩子""有客人来了"之类的话，但其他人听了这话前去一探究竟时，又没有发现任何人，而且这种情况会反反复复地发生。

● **漫游**

认知障碍症患者的漫游分为两种，一种是由于神经功能障碍导致的患者无法安分地待在某处，这种漫游并非出于患者本人的主观意愿；另一种是基于某种目的的漫游，这种漫游中最常见的目的是回家的渴望，有时即使患者身在家中也会边说"我要回家"边径直走出门去。

说到"漫游"这个词，现在也存在着对这种说法的争议。有人提出应该将"漫游"改为"迷路"或者"单人出行"等更具体的词汇。

对此，也有人反驳说："'迷路'或者'单人出行'这种词汇完全没有表达出照顾患者的家人的感受。"

原本"漫游"这个词是"漫无目的地游走、随意游玩"的意思，并不包含任何负面的意义。但是，自从认知障碍症的 BPSD 中的症状之一也开始被称为"漫游"，这一词汇便有了负面意义。

对认知障碍症不甚了解的人，听到"漫游"一词，可能会想到一个人鲁莽又随意地到处乱晃的场面，而那些对认知障碍症有所了解的人，则可能会联想到照顾患者的烦琐，想到患者也许会走失，也许会遭遇列车事故等危险情况。

其次，基于某种目的的漫游其实并不符合"漫游"本身"漫无目的地游走"的意思。但是在这一点上，"迷路"和"单人出行"这两个词也没有表现出"有目的性"这一特征。想要将人类行为概括为简短的词汇，还要切实表现出该动作的动机和背景，是十分困难的。

不过，曾经也有过将"痴呆症"改为"认知障碍症"，将认知障碍症的"问题行为"改为"精神行为症状"的名称变化。美国也将"dementia"（痴呆）改为了"neurocognitive disorder"（神经认知障碍）。

这些术语上的变化都是为了保护患者的自尊心而避免使用负面词汇，我认为这本身是一件好事。我自己在本书中也尽量避免使用负面词汇，选用的词汇都尽可能地保持中性。

使用的人不同或使用的情况不同，语言的含义也会发生变化。见到某个不确定的词，并不是说只要不用就可以了，更重要的是要了解这个词的背景和历史，思考其各种含义，最后再判断自己应不应该使用。

顺带一提，本书中在上述原则的基础上，考虑到如今大部分人都能理解这一条件，最后选用了"漫游"一词。

• 攻击性行为

攻击性行为常在患者感到压力时产生，比如自尊心受到伤害，要求得不到满足，或者感到强烈不安等情况。另外，因为患者每次使用语言攻击或者直接使用肢体暴力时，身边的人都会尽力安抚，而这对于患者来说是一种"甜头"，所以这种攻击性行为会反复发生。

## • 睡眠障碍

睡眠障碍包括昼夜颠倒、失眠、白天嗜睡和夜间谵妄等。这些症状往往由于睡眠节奏的紊乱，以及因定向力障碍而无法区分昼夜等原因引发。

谵妄是一种意识水平下降、情绪不稳定、过度兴奋或产生幻觉的状态。虽说谵妄在白天也会发生，但在夜间更容易出现，普遍认为这是因为谵妄与黑暗环境有所关联。

## • 进食障碍（厌食、贪食、异食）

大脑的摄食中枢出现障碍时，患者就会丧失空腹感或饱腹感，从而出现厌食和贪食的现象。更有甚者因为忘记自己吃过饭这件事而多次进食，或因为妄想食物有毒而拒绝进食。

但是厌食的原因往往是以肠胃不适为首的身体不适，所以不能断定厌食都是由认知障碍症引发的，最重要的是找出其深层原因。

异食是指吃非食物的行为。原因有两种，一是患者闻不出且尝不出臭味，另一种是虽然能闻到、尝到臭味，却不明白臭味代表的意思。另外，也有部分患者为了消除压力而吃异物。

## • 性脱抑制

性脱抑制是指由于性欲过度高涨或缺乏自我控制而触摸他人的身体、夸耀自己的性器官或进行猥亵发言的症状。也有由于其他欲望难以满足，而以这种行为来替代的情况。

- 假性工作、收集癖

所谓假性工作就是做一些看起来像是在工作的动作。这种动作的种类很多，比如卷卫生纸、一张又一张地抽出纸巾、用杯子舀水然后倒掉等极具代表性的行为。虽然患者这么做的原因不得而知，但普遍认为他们能通过重复同样的动作来获得快感。

收集癖是指收集纸尿裤、纸巾、勺子和牙刷等一些在他人看来无法理解的事物。普遍认为患者的收集欲，以及收集后产生的喜悦和安心感都是其进行收集行为的原因。


- **玩弄排泄物**

随着认知障碍症加重，患者会出现玩弄排泄物，或是食用排泄物的情况。其深层原因在于大脑功能障碍导致无法辨别气味和味道，以及无法理解排泄物本身等情况。患者既感到用过的尿布很恶心，又有残便感，而且某种欲求没有得到满足，这些情况重叠，致使患者脱掉尿布，或者直接用手去清除排泄物。


## "阿尔茨海默病" 的特征

接下来，我们将分别介绍几类代表性的认知障碍症。

阿尔茨海默病占认知障碍症总量的 60% 以上，是一种极具代表性的认知障碍症。阿尔茨海默病与下文所述的血管性痴呆的并发也十分常见。

虽然阿尔茨海默病的发病原因目前尚未明晰，但部分研究表示，阿尔茨海默病可能是由于 β-淀粉样蛋白这种特殊蛋白质的长期积累，导致神经细胞变质以及死亡，最终使得大脑发生萎缩而引发的。这一过程通常进展缓慢，从发病的二十多年前开始，β-淀粉样蛋白就已经在逐渐积累了。

大脑的萎缩主要是从掌管短期记忆的海马周围开始的，所以通常记忆障碍是最先出现的症状。而随着萎缩现象扩散到顶叶和额叶，便会出现定向力障碍，思维和判断能力下降，执行功能障碍等症状。

此外，虽说上了年纪后每个人的五感都有不同程度的衰退，但阿尔茨海默病患者在早期嗅觉就会严重衰退。究其原因，据说是因为传递气味的神经处于海马附近，所以嗅觉会随着大脑萎缩而快速衰退。

虽然极度少见，但阿尔茨海默病中也有患者先出现语言障碍，经过数年后才出现了其他症状的情况。以下内容根据铃木则夫先生（滋贺县立综合医院老年内科心理判定员、临床心理师·语言听觉师）的研究撰写。

这种语言障碍被称为"原发性进行性失语"（Primary Progressive Aphasia，PPA）。PPA 不仅在阿尔茨海默病中出现，也会出现在额颞叶变性（额颞叶痴呆的发病原因）等病症中，且有数种类型。

患阿尔茨海默病的人往往会出现说不出事物的名字、想不起汉字的写法、理解不了较长的句子、说错字音等情况。

所谓"说不出事物的名字"，就是指想不起来日常常用的名词的情况，比如笔记本、钢笔、红绿灯、斑马线之类的常见词汇。

至于"理解不了较长的句子"，比如我们对患者说"请把钥匙放在剪刀和铅笔中间"时，患者是无法理解句子的含义的。而把原句划分为"请拿起钥匙""这里有剪刀和铅笔"和"放在这两个中间"这三句简短的话语后，患者就能明白应该做什么了。

而说错字音，是指把"铅笔"说成"铅匹"或"铅必"等错误发音的情况。

另外，除了 PPA 之外，阿尔茨海默病在认知和行为上的特征也会在对话中有所表现，使沟通变得困难。例如下面这种顺水推舟式的对话。

"您感觉怎么样？"
"不太好呢，我马上就要到那里去了。"
"是吗，到哪儿去？"
"算不上什么地方，但我得走了。他们都叫我走。"
"是谁叫您走？"
"说不上是谁，但他们是这么说的。"

在阿尔茨海默病中，患者经常做出一种叫作"掩饰"的行为。患者在对话中如果记不清相关内容，或是无法妥善处理外界信息时，就会快速给出一些随意又模糊的回答，这种行为的背后隐藏的是患者想要维持人际关系的心理。上面给出的对话内容正是如此。

由记忆障碍引发的认知障碍症在病情发展的同时也会并发语言障碍。但是像 PPA 那样，在记忆障碍和思维判断能力低下等症状还没有出现的情况下，反而出现了语言障碍的话，患者对此会感到无比的痛苦。他们有时会因自己无法顺畅对话而郁闷，从此不愿意出门。为了防止这种情况发生，患者身边的人要理解认知障碍症造成的语言障碍的各种特征，并在与之对话的同时对其中的遗漏进行补足。


## "血管性痴呆"（脑血管性痴呆）的特征

血管性痴呆约占认知障碍症总量的 20%。此外，这种认知障碍症与阿尔茨海默病的并发也十分常见。

血管性痴呆往往是脑梗死或脑出血发作后，血管堵塞或破裂导致的血流不畅引起该部分脑细胞死亡而引发的。脑梗死或脑出血发作后会引发认知障碍症，而每次前者复发，后者的症状也会阶段性地发展。

许多患者的脑梗死或脑出血的发作是多发性的，也就是会多次发作。另外，由于脑细胞中存在已死亡和未死亡的部分，所以症状不一、个体差异大也是血管性痴呆的特征之一。

同时，也存在着由于动脉硬化等原因，大脑的血流量降低，导致大脑大面积受损而引发的血管性痴呆。这类血管性痴呆与脑梗死或脑出血无关，是缓慢发病、逐渐发展的，所以在以前往往被诊断为阿尔茨海默病，近年来通过影像诊断才成功对两者做出区分。

血管性痴呆的症状因大脑受损部位而异，主要表现为记忆障碍、失语、失用和失认。失语会出现无法理解对方所说的话、自己说不出意思通顺的话语等症状，使沟通变得极度困难。

此外，偏瘫（身体的右半或左半部分瘫痪）、行走障碍、吞咽障碍等运动功能障碍，情绪低落，乏力，抑郁等症状也很常见。此外，因为一些小事而哭闹、大笑和发怒的"情感失禁"也可能出现。

血管性痴呆虽然还不能治愈，但可以在一定程度上进行预防。与其他脑血管疾病一样，高血压、糖尿病、肥胖、血脂异常症（高脂血症），动脉硬化和吸烟等都是血管性痴呆发病的诱导因素。所以只要控制住这些因素，发病概率也就会随之降低。

## "路易体痴呆"的特征

路易体痴呆，占认知障碍症总量的 5% 左右，也有统计表示这个数字其实在 20%~30% 之间。路易体痴呆是由路易体这种异常蛋白质聚集在主管高级脑功能的大脑皮质和维持生命的中枢——脑干中，致使神经细胞死亡而引发的认知障碍症。

路易体病的诊断标准除了进行性的认知功能障碍之外，还有路易体病的核心症状"波动性认知功能障碍""幻视"和"帕金森综合征"，这三种症状有两种及以上即被确诊为路易体病。

波动性认知功能障碍是指患者既有几乎没有认知功能障碍症状的时候，也有思维混乱、思想模糊的时候，这两种状态在一天中互相转换、剧烈波动。

幻视是指看到本身不存在的东西，反复产生非常真实的幻觉的状态。

帕金森综合征是指双手颤抖、动作迟缓、步幅变小、一旦停下来就迈不出下一步、身体难以保持平衡、表情贫乏等与帕金森病相似的症状。由于路易体也是帕金森病的致病源之一，所以会出现类似的症状。

研究还发现在路易体病中，一般情况下，幻视和帕金森综合征出现之前，患者会有便秘、嗅觉障碍和快速眼动睡眠期行为障碍等症状。

快速眼动睡眠期行为障碍是指在睡眠状态下，身体随着梦境剧烈运动或大声喊叫的症状。通常情况下，即使我们在做梦，也就是在接近清醒的状态下，睡梦中的肌肉运动也会受到抑制，身体无法进行运动行为。然而在路易体病中，由于脑干出现异常，肌肉的运动得不到有效抑制，身体就会在睡梦中活动起来。

# "额颞叶痴呆"的特征

额颞叶痴呆据说只占认知障碍症总量的 1% 左右。额颞叶痴呆是由额叶和颞叶的神经细胞变性和死亡引发的"额颞叶变性"引起的，但其具体原理尚不清楚。

额颞叶变性分为"额颞叶痴呆""语义性认知障碍症"和"进行性非流利性失语"三种类型，以前广为人知的"皮克病[1]"其实就是额颞叶痴呆的一种。

接下来我们先来介绍一下额颞叶痴呆，然后再对语义性认知障碍症和进行性非流利性失语进行说明。

**"额颞叶痴呆"**的发病年龄普遍比阿尔茨海默病更低，是未满 65 岁就发病的青年痴呆的诱因之一。因为没有健忘和妄想等疑似认知障碍症的症状，所以额颞叶痴呆很难被发现，有时还会被误认为是精神障碍。额颞叶痴呆的主要症状有以下几点：

● **脱抑制的行为**

摆出毫不客气又不顾他人的态度、在做某事的过程中突然离开、做出偷窃或无视交通规则等反社会的行为、反复的性脱抑制行为等。

---

1 皮克病是一种中年发病的进行性痴呆疾病。——编者注

- **无精打采、漠不关心**

无所事事地发呆、闭门不出、对周围发生的事情不感兴趣、对自己漠不关心（不注意卫生、不讲究打扮）等。

- **重复行为**

重复走同一条路线（徘徊）、每天在同一时间重复同一行动（按时刻表生活）、重复说同样的话、每天吃同样的食物、持续拍打膝盖或手和桌子等事物、摇晃身体等。

徘徊乍一看像是漫游行为，但徘徊行为中患者总是走同一条路线，而且并不会迷路。重复说同样的话是指出现"你认识这个人吗""不知道""你要喝茶吗""不知道""要吃饭吗""不知道"的这种对话的状态。

- **口唇倾向、饮食行为的变化**

把看到的东西都放进嘴里、吃非食物的东西（异食）、暴食、偷吃等。

- **容易受到周围刺激的影响**

旁边的人站起来的话自己也站起来、复述对方说的话、玩猜拳时和对方出一样的手势等。

- **语言障碍**

不懂话语的意思，难以说出话来（说话不流畅）等。

除此之外，还有注意力分散、判断力低下、缺乏计划性、缺乏同情心和同理心、堆积物品等症状。

**"语义性认知障碍症"**的特征是语义记忆（包含语言的意义以及语言是什么等内容，一种作为知识存在的记忆）会逐渐消失。在病症初期，其核心症状是无法理解词语意思的语义沟通障碍。

在与语义沟通障碍的患者沟通时，如果我们说："请拿起剪刀"，患者会反问："剪刀是什么？"如果我们说："请戴上手套"，患者会反问："手套是什么？"而且，如果给患者展示剪刀并问"这是什么？"的时候，对方也不回答。如果提醒患者，这个词开头的音节是"J"的话，对方会回答："是J，对吗？"提醒患者开头的音节是"剪"的话，对方会问："是剪，对吗？"像这样的情况时常出现。

除此之外，患者还会看着"空调"读成"空掉"，看着"了解"读成"乐解"，即便旁人说"机不可失"，患者也不会接着说"时不再来"。尽管如此，患者的说话量依旧很大，而且谈吐清晰流利，也不会出现语法错误。

随着时间的推移，患者会出现涵盖整个感官系统的语义性记忆障碍，即便看到了他人的长相，触摸到了什么物体，听到了什么声音，患者也不知道那都是什么。不过，左右脑功能障碍的严重程度不同，出现的症状也不一样。右脑功能障碍更严重的情况下，从发病初期开始就会出现面孔失认症的症状（看到脸也认不出是谁）。

除此之外，语义性认知障碍症也会出现重复行为的症状。患者坚持自己定下的逻辑顺序，用同样的方式进行重复行为，每一处细节都不会放过。与额颞叶痴呆的重复行为相比，语义性认知障碍症患者更倾向于有目的地行事。而且，患者会不断地重复说同样的内容，不管看到什么东西都想塞进嘴里。

**"进行性非流利性失语"** 是指出现说话不流利、发音出错、无法表达自己的想法和写错字等症状。

无法表达自己的想法这一症状可见以下对话（来自铃木则夫）。

"你经常和朋友出去玩吗？"

"和朋友……经常……不出去玩……不是，我是说……不经常出去玩。"

"去了哪里的温泉？"

"城崎。"（立即回答）

对于患者来说，有具体答案的问题相对而言更容易回答，有多种答案的问题则比较耗时。他们很难去描述和解释一件事物，因此想说的话却说不出口，使交流变得困难重重。随着病情发展，还会出现想不起来词语怎么说、不清楚词语的意思等症状。

## 其他类型的认知障碍症

除了四大认知障碍症，患认知障碍症的原因还有很多。也有一些经过早期治疗就能治愈的认知障碍症，所以切实了解发病原因十分重要。

下面列举除四大认知障碍症之外的主要发病原因。

### 外伤性脑损伤

由于交通事故等原因对头部产生的冲击和剧烈的外伤引发大脑功能低下，从而导致发病。

意外发生后，患者常出现失去意识、健忘、定向力丧失和麻痹等症状，通过适当的治疗手段可以减轻症状。

### 慢性硬脑膜下血肿

头部的小血管破裂后，覆盖大脑的三种膜（由外向内分别是硬脑膜、蛛网膜、软脑膜）中，硬脑膜和蛛网膜之间积存大量血液，导致大脑被压迫而发病。跌倒时摔到头部和头部被撞后受伤导致发病的例子十分常见。这种病症早期发现后去除血块就有可能痊愈，但由于病情进展缓慢，所以难以察觉是治疗过程中最大的问题。

如果撞到了头，被撞人一定要记住是在什么时候、什么状态下撞到的，并在之后的 1 ~ 2 个月内密切观察情况。

### 特发性正常压力脑积水

保护大脑的液体——脑脊液过多导致大脑被压迫，从而引发特发性正常压力脑积水。与头部外伤和蛛网膜下腔出血引发的继发性正常压力脑积水不同，其病因尚不明确。

除了认知障碍症的症状外，尿失禁和行走障碍等症状也十分常见。如果患者能够早期发现并进行去除脑脊液的手术，就有可能痊愈。

此外，脑肿瘤、甲状腺功能减退、维生素 $B_{12}$ 缺乏症、酒和药物的影响、高钙血症、低血糖、肝衰竭、肾衰竭、系统性红斑狼疮、脑炎、神经梅毒、人类免疫缺陷病毒感染、克罗伊茨费尔特 – 雅各布病、帕金森病和亨廷顿病等也可能会引发认知障碍症。

这其中也有部分病症，比如甲状腺功能减退和维生素 $B_{12}$ 缺乏症等，可以通过早期治疗相对容易地被治愈。


# 认知障碍症能否"预防"或"治疗"？


## 平均学历越高，认知障碍症的发病率越低？

认知障碍症最大的发病风险来源于年龄的增长。所以按理来说，如果社会平均寿命延长、老龄化进程加剧，那么认知障碍症患者的比例（发病率）也会自然而然地增加。但实际上根据统计，认知障碍症的发病率正在逐年下降。根据密歇根大学的一项研究，2012 年美国 65 岁以上人群的认知障碍症发病率从 2000 年的 11.6% 降至了 8.8%。

这到底是为什么呢？是因为平均寿命缩短了吗？美国人的平均寿命虽然在 2015 年和 2016 年连续两年下降，但在此之前每年都在增长，所以应该与平均寿命没有关联。那么，到底是因为什么？

虽然还在推测阶段，但部分研究认为人口平均受教育时间增长，即高学历化可能是发病率降低的原因。受教育时间增长，意味着年轻时能够更多地进行智力活动，与年轻时很少进行智力活动的人相比，前者在步入社会后也会更积极地使用大脑。其结果是，受教育时间长的人群的"认知功能的后备力"（认知储备）增加，从而不容易患上认知障碍症。

认知储备是指脑细胞即使受到伤害，也能将伤害覆盖掉的能力。人的大脑哪怕因脑梗死导致语言功能受损，大脑的另一部分也会通过训练来替代受损部分的功能，从而使机体恢复正常。这虽然只能起到事后弥补的作用，但如果事先通过智力活动使大脑神经细胞网络变得更加紧密，使掌管记忆的海马周围活性化，让细胞更容易再生，不也能达到同样的效果吗？也就是说，脑细胞大量死亡在通常情况下会引发认知障碍症，但在拥有认知储备的情况下，认知障碍症并不会发病。

实际上，美国流行病学研究学者大卫·斯诺登（David Snowdon）早在 1986 年发起的"修女研究"就表明，受教育时间越长的人患认知障碍症的风险越小。

大卫·斯诺登以 678 名 75~106 岁的修女为研究对象，观察她们到了老年，特别是患阿尔茨海默病之后生活有何变化，并对修女死后的遗体进行脑部解剖。之所以选择修女为研究对象，是因为她们饮食习惯和生活环境相同，都不碰酒精和香烟，而且生活规律，所有人在生活中的变量因素很少。

其中有一位修女虽然到去世都没有任何认知障碍症的症状，但是死后的大脑解剖结果表明，她的阿尔茨海默病已经到达了最严重的阶段（第六阶段）。这位修女有硕士学位，终身从事教育工作，退休后也从未停止过智力活动。

另外，该研究也发现，年轻时擅长写文章的人在上了年纪之后不容易患认知障碍症。

总结下来可以得知，如果一个人认知储备高，那么即使他患上了阿尔茨海默病，发展到日常生活受到影响的阶段也需要相当长的时间，很多人在这之前就去世了，所以患病率才出现了逐年下降的趋势。由于日本的平均学历在逐渐提高，认知障碍症的发病率以后有可能也会下降。

那么这是不是意味着，只要积极进行智力活动，就不会患认知障碍症？并非如此。是不是患认知障碍症的人都不进行智力活动？也并非如此。广为人知的认知功能检查表"长谷川痴呆量表"的设计者、毕生致力于认知障碍症研究的精神科医生长谷川和夫也在 2017 年公开宣布自己患上了认知障碍症。即使是比别人多动脑筋的人，也并非永远不会患认知障碍症。

## 寿命越长，
## 健康寿命和非健康寿命的时间也越长

厚生劳动省根据健康增进法提出的"21 世纪国民健康建设运动"（健康日本 21），其主要目标之一是延长国民的"健康寿命"（日常生活不因健康问题而受到限制的年龄段），所以近年来在各种场合都能听到"健康寿命"这个词。但是，国民的健康寿命真的延长了吗？

日本人的平均寿命在 2001 年到 2016 年的 15 年间，男性从 78.07 岁增加了 2.91 岁，达到了 80.98 岁，女性从 84.93 岁增加了 2.21 岁，达到了 87.14 岁。同时日本人的健康寿命在这 15 年间，男性从 69.40 岁增加了 2.74 岁，达到了 72.14 岁，女性从 72.65 岁增加了 2.14 岁，达到了 74.79 岁（见图 3-1）。

平均寿命的增长值减去健康寿命的增长值，可以得出非健康寿命也在增长的事实。如果减去后得到负数，那么说明非健康寿命的时间在缩短。但实际上我们得到的结果是男性 0.17 岁、女性 0.07 岁的正数，这说明非健康寿命的时间正在延长。

此外，在健康寿命占平均寿命的百分比统计中，男性从 88.89% 增加了 0.19%，达到了 89.08%，女性从 85.54% 增加了 0.28%，达到了 85.82%。健康寿命的比例确实增加了，但其涨幅不论男女都不足 1%，实在是微乎其微。

从这些数值中我们能看出，虽然人们的平均寿命和健康寿命都在延长，但同时非健康寿命也在延长。不论是十五年前还是现在，男性都有 8~9 年，女性都有 12~13 年处于非健康状态下，人们的日常生活因健康问题而受到种种限制。换言之，这是一段需要他人看护的时期。

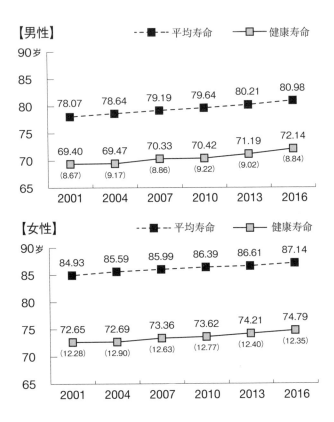

注：（　）内的数值为平均寿命和健康寿命的差值。

**图 3-1　平均寿命和健康寿命的推移**

　　　　　　　　　　　我们与认知症的距离

资料来源：2001 年至 2013 年的平均寿命和健康寿命为厚生劳动省公布的数据。2016 年平均寿命来自厚生劳动省的 "2016 年简易生命表"。2016 年健康寿命是村松基于厚生劳动省 "2016 年简易生命表" 和 "2016 年国民生活基础调查"，根据厚生劳动科学研究 "关于健康寿命的预估和生活习惯对策的性价比研究" 内的计算方法进行计算得出的。

参考文献：村松容子「2016 年健康寿命は延びたが、平均寿命との差は縮まっていない～ 2016 年試算における平均寿命と健康寿命の差：基礎研レター」ニッセイ基礎研究所、2017 年 7 月 31 日。

　　而且从这些数值可以看出，随着人口的长寿化，开始需要看护的年龄节点也在上升。一方面可以说日本人口正在年轻化发展，但从另一个方面来看，在由家人，尤其是配偶看护的情况下，老年人互相照顾的看护模式正在接近极限。

　　并不是说努力促进身体健康是无用之举，促进身体健康当然很重要。但就算因身体健康而长寿，在最后的十年间左右，老人们的身心无论如何都会变得无比羸弱，生活必须由他人护理。我们都应该早些明白，这一切都是不可避免的。

　　如果尽可能延长健康寿命成为世间唯一的价值观，那么当健康寿命走到尽头时，人们恐怕连活下去的气力都不复存在了。又或者，社会可能会抛弃那些不健康的人，将他们的不健康归结于自身疏于锻炼，一口咬定是他们自己的责任。我无比恐惧那样的社会。即使身体不够健康，即使生活存在障碍，也能一起幸福快乐地生活下去，这就是我致力的目标。

# 认知障碍症能够预防吗？

普遍认为对预防认知障碍症有帮助的事物目前有很多。例如富含西红柿和橄榄油的地中海式饮食，算数练习和有氧运动等。有很多人即使对此半信半疑，也在积极地尝试这些方法。

首先要明确一点，现在普遍认为对预防认知障碍症有帮助的事物，都没有科学证据证明其是有效的。世界各地虽然都在对此进行研究，但目前还没有明确的结论。那么，为什么说这些事物对预防认知障碍症有帮助呢？

像算数练习这种脑力训练，其被广泛认可的效果是"预防认知功能低下"，而不是"预防认知障碍症"，但这两者常常被混为一谈。

大脑用得越多，它的功能就越好。所以，如果一个人之前从来不做算数练习，那么他一旦开始进行这种训练，其大脑功能就会得到提高。人类随着年龄的增长，认知功能都会逐渐衰退，而算数练习可以在一定程度上延缓这个过程。其结果就是人的认知储备提高，认知障碍症的发病有了被延缓的可能。

但这与认知障碍症能否预防的问题并不是一码事。就像前文中提到过的一样，即使是认知储备较高的人也有可能患认知障碍。

地中海式饮食，也就是所谓的长寿饮食，也许有降低脑梗死和脑出血的风险，进而降低血管性痴呆发病风险的作用。但是，改变饮食习惯并不能预防阿尔茨海默病等疾病，而且由于认知障碍症发病的最大原因是年龄的增长，所以越是长寿，患认知障碍症的风险就越高。这就陷入了悖论：为了健康而采取长寿饮食，结果患认知障碍症的风险反而更高了。

另外，即便放任病情发展，从轻度认知障碍转为认知障碍症的比例最高也只在 50% 左右。认知功能下降到被诊断为认知障碍症的人只是其中的一半。我曾经看过这样一篇文章："轻度认知障碍患者进行训练后，只有一半的人会发展为认知障碍症。"但事实上，这并非训练的结果，其比例原本就是 50%。


## 认知障碍症能够痊愈吗？

根据病因不同，一部分认知障碍症是可以痊愈的。但四大认知障碍症（阿尔茨海默病、血管性痴呆、路易体痴呆、额颞叶痴呆）目前还无法治愈。现行治疗认知障碍症的药物只是暂时抑制症状，效果有限。因此，世界各地正在积极研发全新的认知障碍症药物，特别是针对 β‐ 淀粉样蛋白的药物。

有关药物研发的主要思路有三。一是在病原物质开始积累之前就采取对策的思路。比如 β‐ 淀粉样蛋白在阿尔茨海默病发病的 20 年前就开始积累，所以要在此之前开始用药，以预防 β‐ 淀粉样蛋白的过度积累。

二是防止 Tau 蛋白过度积累的思路。因为阿尔茨海默病是在 β‐ 淀粉样蛋白蓄积的基础上，因一种叫作 Tau 蛋白的蛋白质变性并过度积累而发病的。

三是清除掉积累的病原物质的思路。

全球范围内，80% 的研发以 β – 淀粉样蛋白为攻克目标，20% 的研发以 Tau 蛋白为目标。

此外，也有人认为胰岛素与认知障碍症的发病有关，并着手于相关研究。胰岛素是由胰脏分泌的一种激素，起着把血液中的糖输送到细胞中的作用。

糖尿病发病后，人体内胰岛素的分泌量减少，或是胰岛素活性下降，从而导致血糖值上升，同时大脑内的胰岛素平衡也被打破。这种情况会促进 β – 淀粉样蛋白的变性，阻碍细胞的再生。这就是为什么有人说糖尿病与认知障碍症有所关联。

还有人认为，β – 淀粉样蛋白变性后从液体转成固体在神经细胞中积累的过程中，应该存在着一种物质在触发变性，这方面的研究也在进行当中。如果能确定触发物质的话，就可以通过使其失活来抑制 β – 淀粉样蛋白的变性，进而防止认知障碍症的发病。

此外，也有一些人并非通过药物，而是通过运动使得掌管记忆的海马内的活性物质增加，促进神经细胞的新生，从而达到预防和治疗认知障碍症的目的。

如今各式各样的研究日新月异，药物研发的竞争也在积极展开，但是能够抑制认知障碍症发病，或是能够治愈认知障碍症的药物，估计还要一些时间才能问世。

那我们现在是完全无计可施吗？也并非如此。如果从医学的角度把认知障碍症理解为"脑部疾病"，那么可以说它是不治之症。但是如果从生活的角度来理解的话，我们面对认知障碍症并非无计可施。

选择不同的生活方式，也许就能减轻生活上的困难，就能过得更轻松一些，就能拥有更美好的生活。哪怕药物无法治愈病症，我们也许也能通过正确的护理患者和接触患者的方式，缓解那些令人不适的症状。

在这种思考模式下采取行动是十分重要的，我们每个人都有必要对此投入更多的关注。

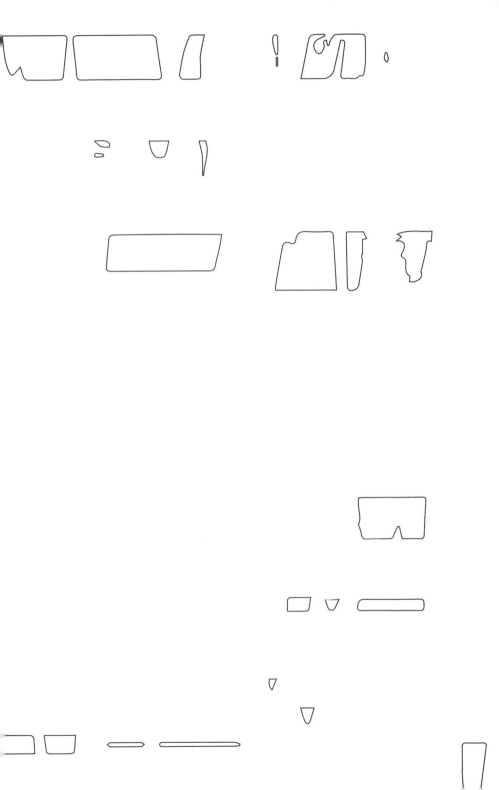

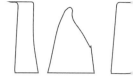

- 第四章 -

# 了解认知障碍症患者的痛苦

# 逐渐失去自我的痛苦

## 认知到自己患病的痛苦

在本章中，我们将通过具体事例来思考认知障碍症患者所面临的困扰。首先来思考一下，患者被诊断为认知障碍症时，到底是怎样的心情？

如果你被诊断为认知障碍症，你会怎么做？会惊慌失措地念叨"怎么办"吗？会下意识地否定诊断结果，怀疑诊断失误了吗？还是说，会怒气冲冲地抱怨"为什么我会得这种病"呢？

以下是发生在驾驶证更换时进行认知功能检查的真实事件。

Ⅰ是一位 80 多岁的男性，他在驾驶证更换时的认知功能检查中被指出有异常。Ⅰ听从警方的意见到认知障碍症的专科医生处做了检查，得到的诊断结果是阿尔茨海默病。

但是 I 对此无法接受，他又去了家附近的诊所寻求其他意见。在那里做的认知功能检查的结果显示，他并非认知障碍症。于是 I 拿着诊断结果向警察提出申诉，要求继续驾驶车辆。

但警方坚持要求 I 在第三方医疗机构进行诊断，并让他在其他专科医生处做了检查。认知功能测试途中，面对"现在是哪一年"的问题，I 不仅回答了年份，连月份、星期和日期都一个劲儿地细数。当工作人员制止 I 的发言，并问到"现在是什么季节"时，I 直接发怒了。再加上其他的检查结果，最终 I 被确诊为阿尔茨海默病。


看了这个故事，你有什么感想？

我不知道 I 是否有"自己得了认知障碍症"的"患病意识"。他可能完全没有这种意识，也可能会怀疑自己是不是得病了，并为此感到恐惧不安。唯一能明白的是，对于 I 来说，驾驶这个行为是与他的同一性紧密地联系在一起的。而且 I 显然费了很大功夫去记住认知功能测试的答案。

无法接受自己是认知障碍症患者这一事实的 I，虽然记忆力正在衰退，但还是费尽功夫把认知功能测试的答案都背了下来。功夫不负有心人，I 在第二次检查中合格。当时他该有多高兴和自豪啊——他果然没错，是之前那个医生错了。

然而在第三次检查中，事情的发展却出乎了 I 的意料。第二次检查时出现过的"今天是几几年几月几号，星期几"的问题，在第三次的检查中却变成了"现在是哪一年"，并且下一个问题变成了"现在是什么季节"。

从交通安全的层面上来说，I被剥夺驾驶资格也是合情合理的。等到发生交通事故后再采取措施就太晚了。话虽如此，一旦设身处地去理解I的感受，我们这些旁人也不禁难过起来。任何人都可能被"为什么我会得这种病！"或者"医生和警察什么都不懂！"这种熊熊燃烧的怒火席卷。

不过怒火迟早都会平息。一切回归平静后，I又会怎么样呢？

认知障碍症也是自身与他人之间围绕"同一性"的一场斗争。同一性就是自我证明，认知障碍症患者向他人证明"我就是这样的人"时，对方却说"你说的不对"。

在之前，人们普遍认为患者本人不知道自己得了认知障碍症，也不会因此感到痛苦。人们之所以有这样的普遍认识，是因为认知障碍症是上了年纪后随着认知功能的自然衰退而发病的，患者本人很难察觉。等患者身边的人察觉到不对劲的时候，病情早已发展至重度，患者此时已经无法再表达自我感受了。

除此之外，在认知障碍症还被称为痴呆的年代，由于患者常常被区别对待，所以有些患者即使能够表达自己的感受，也不会说出口来。

改变这一切的是2004年在京都举办的国际阿尔茨海默病协会的国际会议。会议上，一位患青年痴呆的男性讲述了自己的身心状态，展现了自身的内心世界。以此为界，"认知障碍症患者本人什么都感觉不到"的常识被推翻了。此后，愿意表达自我的认知障碍症患者越来越多，人们对这一群体的理解也得以加深。

现在，了解认知障碍症相关知识的人越来越多，一些人即使年事已高，也能够意识到自己可能得了认知障碍症。哪怕症状还处于轻度，也有自己得了认知障碍症的"患病意识"。他们也会思考自己今后的种种，苦于这样的"预想恐惧"。自己会不会失去控制？会不会做出奇怪的举动？会不会给家人添麻烦？面对这些预想，他们深感不安又苦恼。

## 不得不迎合他人的痛苦

在与认知障碍症患者，尤其是与阿尔茨海默病患者的对话中，经常能看到"掩饰"行为。被问到"昨天的雨下得很大啊"时，患者会回答"是啊"。被问到"有好好吃饭吗"时，患者会回答"好好吃着呢"。但实际上，患者根本不知道昨天下过雨，也记不清自己到底有没有好好吃饭。

或者，面对"你可以自己做家务吗"的问题，患者哪怕做不到，也会回答"可以"。为什么他们要把不记得的事装成记得的样子，把做不到的事装成能做到的样子呢？

家人发现患者的掩饰行为后，往往生气地指责他们为什么要撒谎，但患者本人其实并没有撒谎的意思。因为他们记不清事物或者无法做出判断，不知道该怎么回答对方的问题。但他们明白一件事，那就是"我必须回答这个问题"，所以他们选择去迎合对方。

　　如果多次发生这种情况，那么患者就会渐渐地无法表达自己的想法。因为一时无法判断，所以选择迎合对方。因为不想表现得很奇怪，所以选择和他人说一样的话，糊弄了事。

　　随着这种情况的反复出现，患者的自我逐渐变得模糊。想说的话说不出口，一味地顺从对方。最终逐渐失去自律性，身心变为他律。

　　自律与他律的关系如图 4-1 所示。

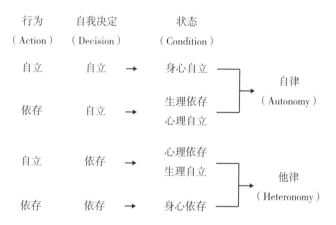

**图 4-1　自律与他律的关系**

　　根据世界卫生组织的定义，自律性是"一个人在遵循自己的方式和选择的同时，对如何度过每一天这一问题的控制、处理和自我决定的主观能力"。而自立性的定义"一般理解为运用与日常生活相关的各项功能的能力，即不需要他人的帮助，或者只需要少量帮助，就能独立居家生活的能力"。

一言以蔽之，自律就是"能够做出自我决定"，自律性就是"主观的自我决定感"。而得了认知障碍症后，患者逐渐做不出自我决定，也失去了主观上的自我决定感。

比如，患者即使感到肚子饿了，也无法做出"厨房里还有剩菜，就吃点当晚饭吧"或者"去车站旁边的饭店吃点荞麦面吧"这样的自我决定。于是他会告诉家人或者护理人员"我肚子饿了"或者"饭还没做好吗？"但如果对方说"马上就到饭点了，你再等等"，那患者除了乖乖等待也没有其他办法。

又或者，患者想上街买东西却不知道该怎么走时，他会拜托家人带他去。但如果家人很忙，他就不得不等家人空出时间。

自己决定的事自己却办不到，自己的行动自己却控制不了，这就是丧失自律的状态。这种状态对于每个人来说都是极度痛苦的，因为人本身就是自律的存在。

我们每个人不管是决定今天穿哪件衣服也好，下班后顺路去哪里也好，休息日和谁见面也好，都是自己在决定着自己的行动。虽然我们自己没有意识到，但每个人都在自律地行动，都能感受到"我自己在做决定"的自我决定感，换言之，就是能感到自由。

但是，如果领导发令说"今天之内把这个做完"而导致我们不得不加班，本打算下班后去的店也去不成了的话，我们就会觉得自己被剥夺了自由，不由得感到愤怒。虽然可以另择时间去那家店，但我们会感到自我决定被推翻，会因为不得不他律地行动而感到气愤。

对于认知障碍症患者来说，这种自由被剥夺的愤怒，这种无法做出自我决定的痛苦，在日常生活中处处可见。而且这并不是别人的错，一切的原因都在于自己的病症。

自己无法控制自己，一切的原因都在于自身，不得不依存他人而活……这一切都发生在曾自豪地过着自律生活的自己身上。

## 让别人看到了耻于示人的一面的痛苦

自己无法控制自己不仅仅意味着患者无法做出自我决定，也意味着患者的"自我呈现"失去控制。

自我呈现就是让他人看到自己"希望在他人眼中呈现"的样子。我们希望自己在恋人面前是个可靠的对象，在父母面前是个孝顺的子女，在领导面前是个能干的员工。我们的态度、语言、表情和服装等也会根据自己希望呈现的样子发生变化。

例如，当一个人拿到了第一名的业绩，在公司受到表彰时，美国人大多会夸耀自己的能力，而日本人往往用"都是多亏了大家的支持"或者"碰巧运气好"之类的言辞来谦虚。因为在日本人的集体中，不摆架子又有团队协作性的人才能得到众人的喜爱。虽然并非有意为之，但我们确实在根据对象和情况不同来展现不同的自己。

但是认知障碍症患者由于判断力和社会认知能力的下降，无法再根据对象和情况不同来做出不同的表现。他们会直截了当地说出自己的想法，也会毫不犹豫地把耻于示人的一面展现出来。

比如，有的患者反复提起自己曾经在女性受教育率还很低的时代从师范院校毕业的往事；有的患者反复提起自己曾经是大企业的高管；有的人反复提起自己的儿子考进了名牌大学。这样的夸夸其谈，让人听着不禁微笑，不会觉得太过厌烦。

但是，说话者本人又如何呢？他们真的想让别人知道与自己的同一性密切相关的信息吗？在患病前，哪怕他们有时候有意炫耀，也会摆出"我只是陈述事实，没什么炫耀的意思"的态度。

除此之外，患者心中还有更严重的担忧。患者不想在人前展现出自己恶意与自私的一面，自己错综复杂的欲望和嫉妒，以及那些不想让任何人知道的秘密等，他们很担忧这些被隐藏至今的东西暴露出来。在一项时间有些久远的调查中，当问到想在哪里接受护理时，其他疾病的患者中回答"在家"的人最多，只有认知障碍症的患者中回答"在养老院"的人最多。

在我看来，其中的部分原因可能是因为患者不想让家人看到一个陌生的、令人厌恶的自己。不愿意因为自己说了一些不该说的话，吐露了一些不该说的秘密而让家人感到嫌恶。其他患者需要护理的话，在排泄和洗澡的时候可能不得不裸露身体。而认知障碍症患者不仅要将身体裸露，还不得不将自己的心赤裸裸地呈现给别人。这才是最痛苦的。

那种担忧，那种痛苦，我也感同身受。因为我明白，我们向他人展示的永远都是能够被他人接受的那种形象。人类是自私的生物，每个人都将自己的生命和利益看作头等大事。当有人说"人生的终极目标就是让别人能够对你产生'我想照顾这个人'的想法"时，大家都会回答"那太艰难了"，因为所有人明白自己是个自私的人。

但是在此基础上，敢于以"让别人愿意照顾自己"为目标，不也很重要吗？事实上，哪怕无法控制自己展现出什么样的自我，但向着目标努力和全然不作为这两者的结果还是大不相同的。努力后，行为举止上总会因此发生些变化，而且最重要的是能够用"至少我努力过了"来让自己宽心。

# 逐渐无法正常生活的痛苦

## 无法享受兴趣爱好和美食的痛苦

J 在退休后上了老年大学，有时会跟同样爱好摄影的伙伴们一起去旅拍，每天都过得很充实。但最近不知为何，他开始经常性地发呆。以前费心打理的摄影器材扔着不管，订阅的摄影杂志到了也不拆封，就放在一旁积灰。

J 的妻子担心他的身体状况，问他："你哪里不舒服吗？"但他也只是说"没什么"。到了 J 和摄影的伙伴们定期聚会的日子，妻子收拾好东西送他出门后，太阳还没下山 J 就回来了。放在以前，J 肯定会在聚会之后去小酒馆喝上几杯，到天黑才醉醺醺地回来。J 身上到底发生了什么？

一个原本每天充实的、忙忙碌碌的人突然开始在家里无所事事地发呆，家人见了一开始可能还会想"他是不是最近太累了"，但时间长了就会担心"他是不是身体不舒服"。

家人如果直接去问本人，他就会回答说，没有哪里不舒服。但是家人觉得总是待在家里对身体不好，就会以"既然没有不舒服，那你就出去走走吧"的说辞强行劝他出门。但他对外出极度抗拒，即使出了门也会很快回家。

这种状态是轻度认知障碍和阿尔茨海默病初期的典型症状——情感淡漠，J 恐怕正是如此。随着工作记忆功能下降，患者很难去处理复杂信息。对他们来说，在众人的注视下说话和阅读摄影杂志都是一种痛苦。

恐怕 J 之前有过几次在摄影爱好者聚会上被人征求意见时却不能很好地组织语言，或是讲不清楚自己作品的拍摄要素的经历，即使是阅读摄影杂志，看过的详细数据也进不到脑海中，说不定连照片都逐渐拍不好了。

曾经被奉为生活动力的事情却再也做不好了。没有动力，也收获不到快乐，感觉太奇怪了——J 大概就是被这些感受所包围了。然后，由于意识到了自己的不对劲，J 不由得陷入恐慌当中，心情也更加低落，从此陷入了恶性循环。在 MCI 和认知障碍症的早期，出现抑郁情绪的患者是非常多的。

不过在这个阶段，如果患者的兴趣并没有那么复杂，那他们还是能够乐在其中的。比如外出散步、种植花草、听舒缓的音乐、欣赏山海自然等等。J如果能培养一些其他兴趣爱好，心情也许能有所好转。

但是，光凭J自己很难培养起新的爱好，所以需要家人和朋友们带领J一起去尝试。

对事物的享受与期待，这些在我们的生活中是非常重要的。那么面对"你患上认知障碍症后，想留到最后的乐趣是什么"的问题，你会怎么回答呢？我想，大概率还是"吃"吧。

但是，在认知障碍症患者当中，有相当一部分人吃饭吃到一半就不再吃了。虽然很多人提到认知障碍症就会想到反复询问"饭还没做好吗"或者饭量很大的那种患者形象，但实际上，认知障碍症患者中对饮食不感兴趣的人有很多。

其理由虽然没有定论，但一种说法称因为患者饱腹中枢的功能出现障碍，所以感觉不到饥饿，或者是由于味觉出现障碍，尝不出食物的味道。而且吃东西这件事本身也需要耗费体力，所以患者往往吃到一半就觉得累了。也有可能是因为患者无法理解食物本身、无法认出食物。所以给认知障碍症患者用的餐具基本上都是白色的，因为患者分不清餐具上的花纹和食物，有时甚至会试图去吃花纹。

对我们来说，进食这一行为的意义早已不限于维持生命，而是成了人生的一大享受。不仅仅是进食本身，讨论菜品、食材、烹饪方法和餐厅等话题也是享受的一部分。正如"同吃一锅饭"这句话一样，常常在一起吃饭的两人关系会变得紧密。哪怕两个人第一次见面，通过"平时喜欢吃什么"的这类话题也能很快拉近双方的距离。

食物既是身体的食粮，也是精神的食粮，同时也是沟通的手段。

而且对于大部分人来说，"吃"也是能够留到生命尽头的一种享受。而这种与生命的根源紧密相连的享受，却因为认知障碍症而逐渐失去了原本的乐趣。一想到这，我就深感悲痛。

认知障碍症患者患病后很难让自己开心起来，也很难去保持积极的心态。享受兴趣爱好、看电影和戏剧、阅读书和杂志、旅行和购物这些简单的小事，对患者来说却十分困难。在这些困难之上，如果连吃饭都不再是一种享受……

正因如此，我才希望认知障碍症患者都能发自内心地欢笑，也愿为此贡献自己的智慧和力量。

## 无法自己开车、下厨的痛苦

有个朋友告诉我，他回老家时母亲对他说："我最近做饭的手艺不太行了。"然后从外面买了生鱼片给他当晚饭。其实我的母亲也一样，几年前我回老家的时候她还会亲自下厨，但没过几年，我回家时母亲就不再亲手做饭，而是问我"要不要吃寿司？我点外卖"。

在认知障碍症患者生活的养老院里，刚入住不久的患者们还会一起做晚饭。但是随着时间的推移，渐渐地就没有人再下厨了，因为他们随着病情加重逐渐失去了下厨的能力。

做饭的时候要先决定做什么菜，然后确认家里有的食材，再去买家里没有的食材，并且要考虑操作顺序，同时完成好几种不同的操作。这是一个充分利用执行功能的复杂行为，对于认知障碍症患者来说很难顺利完成。

因此，患上认知障碍症的人们只能做生鱼片或烤鱼这类简单的食物，或是干脆点寿司的外卖。不过，如果患者一直以来都有下厨的习惯，那让他专心做某一项工作，比如用菜刀切菜，他也是能够顺利完成的。

所以，如果养老院的工作人员给患者逐一下达"请把卷心菜切成细丝"等类似的指示，让他们一项一项地去完成的话，那么在一开始患者还是能够通过这种方法下厨的。

但是随着认知障碍症病情加重，患者在切菜的时候往往忘记了自己要做什么，不知不觉中就把手中的菜切成大块了。结果和预想的切成细丝不一样，导致患者很难做好菜肴。

另一方面，在养老院等福利场所中，有很多女性一到傍晚就想回家。有些人即使已经在家了，也说着想回家。不论是哪种情况，似乎都是因为她们觉得"自己得回家准备晚饭"。为家人做晚饭这一行为与照看一家的主妇的身份有着紧密的联系。

为家人施展厨艺，让家人笑着称赞好吃，对她们来说是幸福的象征。但是当她们想着"孩子要回家了，就给他做点他最喜欢的菜吧"并打算大展拳脚时，却发现自己什么也做不出来。做到一半时，突然想不起来自己在做什么菜了。尝了一下，味道也格外怪异。灶台上还点着火，自己却被其他事情吸引了注意力，结果差点闹出小火灾。这样的事情一件接一件，让她们越来越没有自信。

所以她们辩解说："我最近做饭的手艺不太行了。"一想到那位朋友的母亲说这话时的感受我就心痛不已。我的母亲肯定也是同样的感受。你的母亲又如何呢？

开车和做饭一样，也是一种充分利用执行功能的复杂行为。当一个人患认知障碍症后，他就不再适合开车了。但是对于长年开车的人来说，汽车不仅仅是一种交通工具。踏入社会后第一次买车的回忆；开车和恋人一起去兜风的回忆；失意迷茫时，在夜色中独自驱车的回忆；有了孩子后，一家人驾车远行的回忆……对很多人来说，车上满载着他们的种种回忆。

而且，汽车也是自由的象征，可以让人们想去哪里就去哪里。一个人的腰腿力量越羸弱，越是走不了长路，爬地铁站的楼梯越是困难，对他们来说汽车这一存在就越发重要。

当然我并不是说我们可以对危险驾驶置之不理。认知障碍症患者开车不仅有可能伤害自己，也有可能伤害到他人，禁止他们持有驾照也是无奈之举。

只不过，不能再开车意味着从此失去了自由，也失去了幸福的象征。这是无比痛苦的一件事。

# 出门后找不到回家的路的痛苦

　　K 在失去丈夫后一直一个人生活。K 的儿子和儿媳住在 K 的附近，时常去看望她。有时儿子和儿媳去 K 家里时打开冰箱，发现里面有好多罐同样的瓶装罐头，抑或有很多包同样的咸菜。已经过了保质期的东西肯定要扔掉，但是他们还是担心 K 要是吃了放太久的东西，导致食物中毒的话该怎么办。

　　K 的儿子和儿媳正商量着"妈妈的健忘越来越严重了，差不多该把她接过来一起生活了"时传来消息，K 跟着老年团去旅行时，上完洗手间后在服务区迷路了。

　　而且，有一次 K 去附近的超市买东西时却忘了回家的路，在四处乱走时还是警察施以援手，把她送了回去。

　　为什么 K 会有这样的行为呢？我们来推测一下她内心的想法吧。首先，买大量同样的东西这一行为在身心健康的中老年人身上也是很常见的。

　　中老年人生活方式固定，平时用的日用品和吃的食物也都是固定的。所以他们常常会觉得"我得把经常用的那些东西备着点"，然后时不时地买一些回来。买完回到家，看到家里还有同样的东西时他们才恍然大悟："啊，原来家里还有啊！"但是过一段时间他们又会去买。因为对他们来说，日常储备日用品和食物是非常重要的。

　　比方说一些老年人会大量购买卫生纸，这可能是因为他们经历了 20 世纪 70 年代的石油危机。当时人们很难买到卫生纸，需要排很长时间的队才能买到。所以每当他们看到超市或便利店里堆成堆的卫生纸，就会想着"以防万一"而不由自主地买一些带回家。

而在 K 的例子中，瓶装罐头和咸菜对 K 来说是饮食中不可缺少的配菜，也是她品尝美味的必需品。因为 K 吃饭的时候不能没有这些配菜，所以她才会买很多放在冰箱里。这种行为本身是没有必要制止的。不要斥责她"为什么要买这么多一样的东西！"只要像以前一样定期检查冰箱，把放太久的食物扔掉就好。

很多在养老院里生活的患者都十分关注金钱上的问题。到了晚上，有些患者说"我不能在这里待了，我要回家"时，旁人可能会以为他们是想家了。但其实并非如此，他们并不是想回家，而是觉得"这里给我饭吃，给我床睡，那这里肯定是个旅馆。但我没有付钱，所以我不能住在这"。除此之外，也有一些患者会反复地问旁人："我的钱去哪了？"

为什么这些人都那么关注金钱呢？那是因为对这些患者来说，金钱和卫生纸以及 K 的瓶装罐头一样，是生活中不可或缺的、非常重要的事物。而且，金钱也包含"有了它就无所不能"的意义，是一种自由的象征。换句话说，它是自我决定的象征，是自律性的象征。

如果一个人患认知障碍症后开始频繁地谈论金钱，旁人可能会觉得这个人"开始执着于身外之物"了。其实并非如此。因为金钱本身就很重要，而患者只是将我们每个人的"钱很重要"的共识直截了当地说了出来而已。

其次是关于患者迷路的问题。K 在服务区走失的原因，可能有三点。

一是患者单纯的粗心大意，边跟人说话边走去洗手间，结果回去时记不清车的位置。我们也一样，如果一边跟人说话一边走到某个地方，或者跟在别人后面走到目的地的话，回程时就会不记得路，试图一个人走回去时可能还会迷路。

二是患者记住车的位置后才去了洗手间，却在解手的过程中忘记了。也就是说是由于记忆力下降导致记不住事物了。

三是由于执行功能的下降，导致患者无法完成有计划的行动：想要上完洗手间后顺利回到车上的话，就得记住车的位置和特征，然后走向目的地，解完手后从洗手间的同一扇门走出来，按刚才路线的反方向回去。服务区的停车场十分宽敞，如果里面停了很多辆相似的车的话，就得记住"我坐的车在第几排的正数第几个"后再去。而且服务区的洗手间往往有很多扇门，所以必须得记住自己是从哪扇门进去的。

虽然不知道 K 到底是因为什么原因而迷路的，但不论是哪种原因，在偌大的停车场里迷失方向的 K 当时该有多害怕啊。到处找着自己坐的那辆车，结果迷失在一辆辆车之间，视线都被遮挡，逐渐搞不懂周围的情况。就像走进了一个巨大的迷宫一样，哪怕直接陷入恐慌状态也不足为奇。不知道最后是不是同行的伙伴帮忙找到了 K，总之她能顺利回到车上真的是万幸。

而 K 在从附近的超市回家的路上迷路这一事件，展现的是比在服务区迷路更严重的认知障碍症症状，因为她是在一个熟悉的地方迷失了方向。但是 K 为什么可以从家里走到超市，却不能沿着同一条路回去？这难道不奇怪吗？

K 从出门的时候就想着"我要去超市"，而且每天都走的路线被保存为长期记忆，所以即便她不主动认路也能自然而然地走到超市。然而在超市里走着走着，K 大脑中的"我从家里来到超市"这一近在咫尺的记忆却逐渐模糊，导致她不知道自己身处何处。

我们也许会认为，只要看看周围应该就能知道自己身处超市里。但是对于 K 来说，她根本认不出那里是超市。人多物也多的超市对于认知功能低下的 K 来说信息量过于庞大，因此她无法从大量的信息中提取所需的部分，并将它们关联起来以便做出判断。

如果站在 K 的角度回顾当时的情况，自己突然大脑一片空白，惊慌地自问"这是哪里"，不知道自己为什么在这里，不知道这里是哪里，不知道周围的人和自己是什么关系。总之自己得快点回家。抱着这种想法冲出门去，却因为不知道自己到底在哪里而迷失了方向。

要是换作普通人的话，我们应该会环顾四周，寻找附近有印象的事物。但是 K 已经把仅剩的认知功能用到了极限，根本没有那么做的余力。

我想回不去家的 K 当时一定难过到想哭了。如果 K 是个小孩子，那时肯定已经坐在地上哭闹了。但 K 作为成年人不会做那种事。她恐怕为了能够回到家，四处走个不停吧。至于"找个人问路不就行了"这种想法则是来源于我们游刃有余的认知功能，而 K 甚至连那么想的余力都没有。

很多人听说有人在熟悉的路上走丢会感到奇怪，怎么会发生这种事？但其实认知障碍症患者眼中的世界和我们眼中的世界是不一样的。他们不是迷失在了地图的道路上，而是迷失在了认知的道路上。


## 无法自己刷牙、换衣服的痛苦

认得牙刷，却不会刷牙。认得筷子，却不会拿来吃饭。认得衣服，却不会穿。认知障碍症患者可能会出现以上这些情况。

这是由于患者无法完成独立生活基础的日常生活活动（Activity of Daily Living，ADL）导致的。如果一个人的日常生活活动出现障碍，那么其生活质量（Quality of Life，QOL）就会下降，从而感受到生活中的种种痛苦。

不过，导致这种状态的并不只是认知障碍症。如果身体某些部位，比如手部有残疾，那么也会出现认得牙刷却不能刷牙、有筷子却不能用、不能自己穿衣服等情况。

这两者在表现上是一样的，但也有不同的地方。如果是身体原因导致 ADL 出现障碍，那患者自己是知道原因的，比如因为自己手臂抬不起来所以做不到，或是因为自己手指动不了所以做不到。

与此相对，认知障碍症患者哪怕 ADL 出现了障碍，自己也不知道其原因。双手没有异常，自己也认得牙刷。尽管如此，自己还是没办法刷牙。

出现无法自己刷牙的情况时，刷牙这一连串的行为当中究竟是哪里出现了问题这一点是因人而异的。有些人不知道牙刷的使用方法，也有些人虽然能把牙膏涂在牙刷上然后刷牙，却不知道怎么漱口。他们无法把水吐出来，会直接吞下去。对人类来说，吐出来或放下去的动作比吃下去或抓起来的动作更难。

而不会用筷子的人当中，有些人是不知道怎么拿筷子，也有些人虽然可以用筷子夹住食物递到嘴边，却不知道怎么放入口中。这种情况一般源自于手和眼缺乏协调性。

至于不会自己穿衣服的人当中，有些人不知道怎么扣扣子，有些人则搞不清穿衣服的顺序，不知道手和脚分别应该穿在哪里。

虽然由于身体原因导致 ADL 出现障碍也是非常痛苦的，但至少这些人可以清楚地明白障碍的原因，从而得出解决办法。沿着"手臂抬不起来，所以我自己穿不了衣服""那么想办法让手臂抬起来，我就可以自己穿衣服了"的逻辑得出结论，患者本人和家人就可以结合这个结论思考对策。

但是认知障碍症患者该怎样才能自己穿好衣服呢？患者本人和家人都不知道。按照穿衣顺序把内衣和外套等叠放在一起让患者自己穿是一个办法，但这并非对所有患者都适用，也不会永远都有用。

患者身边的家人看着心里着急，下意识地想帮忙。但是患者却说："能做的事不自己动手，以后就真的不会做了。"所以家人也不得不强忍帮忙的冲动，到头来恐怕双方都十分郁闷又焦躁，连想哭的心情都有了。

ADL 在平时就像空气一样，其存在太过理所当然了，人们根本不会意识到它。但如果 ADL 中稍有不便，人们马上就会感到不适。在生活中十分重要的 ADL 慢慢变得不遂人意，而且也没有任何能阻止其衰退的手段，这对于人们来说实在是过于残忍。

正因如此，身为旁人的我们才更应该为了弥补患者 ADL 的衰退，为了让认知障碍症患者和其家人尽可能地提高 QOL，一同思考对策、伸出援手。

# "未来前瞻 = 希望"不再成立的痛苦

## 不知道明天会怎样的痛苦

我们的日常生活往往是自己设立任务，然后朝着任务目标向前推进。比如"今天上午去医院吧""这周把院子里的草除掉吧"或者"月底孙子要来了，买些他喜欢吃的东西吧"等等。

但是，如果大脑出现了记忆障碍或者定向力障碍，那么患者就很难回顾最近发生过的事情，难以将其与现状进行比较并给自己设立任务。

而且，由于患者的"前瞻性记忆"衰退，也就是记不清之前做的计划，所以他们也很难朝着任务目标向前迈进。

哪怕每周都在固定的日子去医院，但如果不清楚今天是星期几的话，也就不知道今天其实还有去医院的预定计划。如果没有"现在是夏天，院子里杂草丛生，放着不管的话会越长越茂盛"的认知，也就不会有除草的打算。如果不记得孙子上次来的时候说过"好吃"的东西，也就买不到他喜欢吃的东西，或者如果根本不记得孙子要过来，也就不会有提前做准备的打算。

产生记忆障碍或定向力障碍后，昨天和今天、今天和明天之间就会失去联系。这就意味着患者失去了未来前瞻。

未来前瞻是对未来的展望，也是希望。

比如"为了拿到资格证我努力学习了一年，这次考试一定能通过"或者"我今年春天退休，退休后我要参加志愿者活动"等等，我们每个人都心怀希望地度过每一天。换句话说，我们将自己定位于从过去到未来的时间当中，给自己设定任务，自主自律地生活。通过这些行为，我们就拥有了未来前瞻。

失去未来前瞻、过去和未来也失去联系的状态会让人十分不安。但是，因为我们普通人都理所当然地带着未来前瞻生活，所以也就很难理解那些失去未来前瞻的认知障碍症患者的不安情绪。

不过，在我们患上重病，不得不做手术的这种特殊情况下，还是可以理解这种感觉的。

手术带给人的不安一部分来自生命危险，虽然这种不安占较大比重，但除此之外相当大一部分的不安情绪也来自不知道之后会发生什么、失去了未来前瞻的心理。

我们会产生"做了手术真的就能痊愈了吗？如果手术失败了怎么办？如果留下后遗症，还能继续工作吗？"等心理。一切都是那么的不确定又难以预料，内心百般不安。当手术成功，终于看到了康复的苗头，再度拥有了未来前瞻的时候，也就是看到了希望的时候，我们才终于能松一口气。

而认知障碍症患者一直处于没有未来前瞻的状态。不知道昨天发生了什么，也不知道明天会发生什么。不知道自己究竟在走向哪里，也无法畅想未来的模样。

不过，尽管如此，认知障碍症患者也并非完全没有"我想做这件事"的想法。

哪怕只是那转瞬即逝的想法，对患者来说也可能是难能可贵的。

所以我们要尽力不要让这种想法星飞云散，要注意到患者失去了未来前瞻后那种"无依无靠"的感觉，贴近他们充满不安的内心。

# 想回家却回不去的痛苦

养老院的案例讨论会上使用的表格里有"家人的诉求"和
"本人的诉求"这两栏。案例讨论会是针对"我遇到了这样的事,
感到很困扰"的各种案例,找出原因并思考解决方法的会议。

家人的诉求栏里一般都写着"希望患者在这里快乐地生活"。
与之相对的,患者本人的诉求栏里空白最多,其次就是"我想
回家"。

这些话该怎么解释呢?

家人"希望患者在这里快乐地生活"的诉求,大概是"家
里已经不能再照顾患者了,希望他留在这里不要回来,但是也
希望他能幸福"的意思。至于本人的诉求栏是空白,可能是患者
什么都没说,也可能是患者虽然说了"我想回家",但这一诉求
实在无法实现,所以工作人员就没有写下来。入住养老院的患者
当中,提出"想回家"的人非常多。那么,"想回家"意味着什
么呢?

"想回家"的意思其实是"我不想待在这里"。

当患者说自己想回家时,护理人员往往会想:他的家人说希
望他在这里过上幸福的生活,而且既然把他送过来了就没有再送
回去的道理,这实在是没有办法。

但是,如果能将患者的话解读为"我不想待在这里"的话,
就可以想办法让他觉得"我想待在这里"。

入住养老院后,大多数患者会在 3 ~ 4 个月内产生不适应新

环境的情况。他们无法习惯养老院里的生活，情绪抑郁低落。

究其原因，因为患者之前自由自在的日常生活，例如吃什么饭、什么时候吃饭、什么时候洗澡、看什么电视节目、什么时候上床睡觉等日常，现在都必须遵守养老院的规定。其实原本在家时，患者因为身体上和认知上都有各种各样的障碍，所以生活也并非完全自由。但是入住养老院之后，患者就会觉得自己被完全剥夺了自由。

随着逐渐习惯养老院内的生活，患者入住时的不适应也会逐渐消失。但即便如此，"想回家"这一念头还是会停留在他们的脑海中。如果旁人按字面意思去理解这句话，就只能是无计可施，永远也实现不了患者的诉求。

如何将这种根深蒂固的想法转变为"我想待在这里"或者"我待在这里也没什么不好"的释然呢？

我认为，"交流"是其中的关键。

旁人除了在护理过程中与患者交流，也要积极地与他们进行日常对话。在这个过程中，患者除了"想回家"之外，也会说出"我想做这件事"之类的话语。

我们普通人也是如此。如果旁人突然问"你有什么想做的事吗"，很少有人能一下子回答出来。但是和家人、朋友或同事一起聊天的时候，我们却常常能够自然而然地倾诉"说起来，我想做这件事来着""我想做那件事来着"。认知障碍症患者也是一样。哪怕不能全部实现，哪怕要稍微改变一下形式，但如果能够实现患者的诉求，"我想回家"就完全有可能变成"我想待在这里"。

不过正如前文所述，护理人员非常忙碌，跟患者的日常对话也很少。随着认知障碍症病情的发展，也有患者会变得逐渐无法交流。

但是这并不意味着我们可以不去理解认知障碍症患者的感受。理解认知障碍症患者的想法是十分重要的。

正因如此，我希望 CANDy 也能在此发挥作用。


# 仿佛只有自己活在其他世界的痛苦


## 不明白自己为什么身在此处的痛苦
## ——与自尊心的搏斗

几年前丈夫去世，L（80 多岁的女性）从此与大女儿一家一起生活。刚开始住在一起时，L 的健忘症状就已经很明显了。但是最近，L 一到傍晚就开始坐立不安，一边说着"我要回家"一边打算离开。哪怕旁人拉住她说"现在这里是你的家，以前的家已经没有了"，L 也会甩开旁人的手径直出门。大女儿实在没办法，只好每天跟在 L 的后面出门，觉得差不多了再上前劝阻。但几乎每天都得这么干，大女儿累得筋疲力尽。

像 L 这样的症状叫作"日落漫游"，多见于女性。普遍认为这是因为她们经常在傍晚时分觉得"我得回家准备晚饭了",所以才想回家。

确实,这个解释也有一定的道理,但是为什么是傍晚时分呢?那些对时间的定向力有障碍的患者们经常会分不清上午和下午,他们又怎么知道现在是傍晚呢?

也许,与其说是患者到了傍晚就想回家,不如说是他们在刺激较少的时间段里才会突然萌生"我要回家"的念头。傍晚也就是从三点左右喝了下午茶到晚饭的这段时间,这几个小时无论在养老院还是在家里都属于比较清闲、刺激较少的时间段。

那么,为什么患者在缺乏刺激时就会想着要回家呢?

一方面是因为我们每个人都有一个特质,那就是当我们无事可做的时候,都会不由自主地思考一些事情。想象一下假期的傍晚时分,你在家里无所事事的时候。模模糊糊地想着公司里的杂事、自家孩子、支持的棒球队的胜负和今天的晚饭等等各种各样的事情,偶尔把注意力转向开着的电视上,然后又转移到其他的事情上,如此反反复复。

另一方面,人的"认知资源"是有限的。比如身心健康的人可以同时做三件事,但年龄大了之后只能做两件,患了认知障碍症之后就只能同时做一件事了。当外界的刺激过多,认知资源被使用到极限时,我们无暇再去思考其他事情。

但是在外界刺激较少的状态下,也就是闲暇的时候,因为认知资源充裕,我们就会不由得去想一些事情。认知障碍症患者也是如此。

因此，如果患者在傍晚无事可做，他们就会开始想一些事情。要是他们能思考积极向上的事情那再好不过了，但大多数情况下并非如此。如果患者的定向力低下，对外界的认识就会变得模糊不清，而他们心中又充满担忧，从而感到十分不适。"这里不是我的归宿"的想法一旦开始萌芽，患者脑海中就会逐渐被这样的思想填满，还可能会产生一种心急如焚的焦躁感。因此，他们就会产生"我要回家"的诉求。

实际上也有这样的事例，一位患者每天都说着"我要回家"并自行离开养老院，但他在经常与他说话的护理人员上班的日子里却没有漫游行为。

M（80多岁的女性）平时几乎不和护理人员说话，也从来不笑。然而跟一位来自菲律宾的性格开朗、肢体语言夸张、又经常和她说话的女性护理人员交谈时，M却能够露出微笑。而且只要是那位护理人员上班的日子，M就不会有漫游行为。通过与他人交流而充分使用认知资源，以及心态变得积极、身处养老院这件事本身也变得快乐起来，这两点是M没有漫游行为的重要原因。她从那种心急如焚的焦躁与不安中解脱出来了。

再举一个例子。

N（90多岁的女性）曾经一直与大儿子一家一起生活，在两年前入住了养老院。她以自己在富裕的家庭长大为荣，常常对养老院的其他患者使用"区区一个穷人"和"没学问"等鄙视性的话语，因此她与其他患者的关系很糟糕。

此外，她一天内多次要求"我要见大儿子"或"让大儿子给我打电话"，有时还会自己操控轮椅离开养老院。这种情况下工作人员一般会跟在后面保驾护航，但 N 一旦察觉到有人跟着自己就会情绪失控，对着工作人员大发雷霆。

最近，N 甚至还出现了揪其他患者的头发、推搡他人等暴力行为。

为什么 N 会对其他患者使用谩骂和暴力，被人责备自己擅自离开就勃然大怒呢？

实际上，这一切与自尊心有着很深的联系。

衰老是一场与自尊心的搏斗。一边是逐渐老去、变得孱弱又悲惨可怜的自我，另一边是成功跨过人生的惊涛骇浪、一路走来满怀骄傲的自我。衰老就是在这两个自我之间摇摆、撕裂、拼死搏斗的过程。

以前"暴躁老人"一度成为热点话题，而那是拼命守护的自尊心被不经意间践踏后，老年人奋起反击的写照。

比如有这么一个事例。某人在售票机前排队买票时，排在前面的老人动作慢吞吞的，怎么也轮不到自己，不由得"啧"地咂嘴，结果下一秒那位老人就挥拳打了过来。

老人虽然想买票，却不知道该怎么操作，正拼命地和陌生的机器搏斗。而自己不明白就去问别人这种办法，他的自尊心是不允许的。但是尝试了好几次都接连失败，自己连这种事都做不好，这让老人为自己感到悲哀。自尊心遍体鳞伤的时候，一听到别人咂嘴的声音，老人便彻底发怒了。

而与自尊心做斗争这一点，认知障碍症患者也是如此。不过其中也有区别，那就是这场斗争会不会让别人看到。我们为了和逐渐衰老的身体做斗争可能会选择步行锻炼，这种斗争虽然可以让别人看到，但我们绝不会让别人看到自己与自尊心的斗争。因为让别人看到自己与自尊心做斗争的模样，本身就会伤害到自己的自尊心。

然而，认知障碍症患者很难客观地看待自己。他们意识不到自己与自尊心斗争的样子在他人看来像是虚张声势，或者看起来十分可怜。因此，他们不会将自己与自尊心斗争的模样隐藏起来。相反，为了保护自己的自尊心，认知障碍症患者甚至会贬低或攻击他人。

N不拜托别人帮忙的话就打不了电话，也不能随意外出，她深感自身的孱弱。另一方面，N又能感受到来自自尊心的愤怒："为什么我要跟这些人待在一块？"以及"这里不是我的归宿"。

在养老院中的患者们，有些人没法好好吃饭、把饭洒得到处都是，有些人会随地失禁，有些人则瘫痪在床。其实N自己也跟那些人是一样的，但为了保护自尊心，N就会告诉自己"我和这些人不一样"。而为了证明这一点，N便会说"我家里很有钱"之类的话，还会对别人恶语相向。

很多患者会用"我出身高贵"之类的话语来彰显自己与他人的不同，而青年痴呆患者当中，也有人会在日间护理服务时冲着老年人发脾气。这些人也是觉得"我和其他人不一样"吧。

无论是L的日落漫游行为，还是N的谩骂与暴力行为，都来自"我不知道自己为什么会在这里"和"这里不是我的归宿"

的感觉。这种感觉其实是从认知障碍症中诞生的，但患者本人却意识不到这一点。如果能让他们感觉到"这里是我的归宿"，一切问题都能迎刃而解，但这种看似理所当然的感觉对认知障碍症患者而言却十分困难。


# 交流时不被理解的痛苦

在阿尔茨海默病早期，患者经常会出现"被盗妄想"的症状。恐怕很多护理人员都曾因为被患者叫作小偷而生过气吧。患者自己忘了把钱包收在了哪里，却说是护理人员偷的，也难怪惹人生气。

此外，有些患者对病友或家人会采取强硬的态度，或是把后者当成小孩子来对待。一旦旁人不听从自己说的话，患者就会生气或情绪不稳定，但旁人根本不知道自己为什么要对他言听计从。

这些都是在认知障碍症患者的护理过程中常见的情况。但如果站在患者的角度来看待，就会有全然不同的感受。本应该好好放在那里的钱包，却不知为何消失不见了。

认知障碍症患者不会记得自己一直在找东西，也不会知道自己的健忘很严重，所以他们也不觉得自己的记忆力差。可是，钱包却怎么也找不到。经常放钱包的地方空无一物，自己也不记得把钱包放在了别的地方。这么说来，应该是有人偷走了吧。一定是经常待在自己身边的、知道钱包放在哪里的看护人偷的——这就是患者的思考逻辑。

也有过这样的案例。O（70多岁的男性）与女儿女婿一起生活，他对女婿会说"有困难的话尽管跟我说"之类的话，却常常对着女儿怒吼"烦死了！"或者"快点吃饭！"等等。在女儿看来，自己亲力亲为地照顾父亲，父亲却对自己恶言相向，既可气又可悲。但是，在O看来这又是完全不同的情况。

虽然不知道O把女儿的家当成了什么地方，但他把自己看作是这里的负责人。面对出于翁婿关系而对自己彬彬有礼的女婿，O以负责人的姿态宽厚大方地对待他。然而，面对无微不至地照顾自己的女儿，O却认为她是"区区一个女人却对自己指手画脚的、狂妄自大的人"，所以才会大发脾气。

就像这样，认知障碍症患者和看护人虽然生活在一起，却活在不同的世界、不同的现实中。认知上的差异会产生分歧，这种分歧会让认知障碍症患者的同一性崩溃，让他们变得无比孤独。

同一性就是向他人表明"我就是这样的人"，并让他人也承认这一点，即自我证明。即使我们自己认为"我是工作干劲十足的能干的公司职员"，但周围的人不这么认为的话，同一性也就不能成立。

但是，如果自己的业绩比别人差，或是自己搞砸了合同而被领导警告，我们就能从中意识到自己并不是一个能干的公司职员，进而修改对自己的评价。但是患上认知障碍症后，人就无法客观地看待和评价自己，也就做不到自我反省了。

自己认为"我从来没有健忘过，是你偷了钱包"，却被告知"你健忘太严重了。钱包是你自己放在了别的地方，而且你还把放了钱包这件事和放的地方都忘了"。自己认为"我是这里的负责人，这里我说了算"，却被告知"是我在照顾你，所以你要听我的话"。

自己认为"我出身高贵，没有理由和这些人住在一起"，却被告知"你是需要照顾的老年人，这里就是你的住处"。自己认为"我是从来没出过事故、没有过违章的优秀司机，驾驶能力出众"，却被告知"你的驾驶很危险，需要将驾照作废"。

因为做不到自我反省，所以患者对自己的评价和他人对患者的评价就会一直存在偏差，无法填补。

而且没有人会站在寡不敌众的自己这一边，自己也会慢慢变得孱弱。不依靠他人就做不出任何决断，日常生活也逐渐无法维持下去。

不得不附和他人、顺从他人，这样下去自己就无法坚守住自己的同一性。"我就是这样的人"的前提被彻底打破。


## 被当作"特殊人群"对待的痛苦

在患者被确诊为认知障碍症之前，健忘症状逐渐显现的时候，他们经常会被家人斥责"你又忘了？""你给弄丢了？"或者"你不是说你明白了吗？"等等。

但是，一旦被确诊为认知障碍症，家人对待患者的方式就会发生变化。家人知道患者健忘是因为生了病，所以不再责怪他们，而是每次嘱咐了事情之后再次确认："你还记得这事吗？"并且家人不会再告诉患者重要的事情，也不再拜托他们做事。

　　也就是说，即使曾经被斥责，那也意味着患者被人所信赖，而患病后的对待方式则表明患者不再被人信赖了。换句话说，患者被当作"特殊人群"，没有人再依靠他们了。

　　与此同时，患者的日常对话也会减少。我们普通人的日常对话是"发生过这样的事"的连续表达，比如"前不久我见到了那个人""在公司遇到了这样的事"或"电视上播了这样的节目"等等。也就是说，日常对话是将自身经历的记忆转化为语言的过程。如果记忆力下降，记不住最近发生过的事情，日常会话也就很难进行下去。

　　但是，认知障碍症患者并不是不想说话。正如我前面所说，如果巧妙地选择话题，引导患者开口，他们会话多到令人吃惊。但是实际上，即使我们引导着说"之前有过这样的事吧"也无法顺利沟通，所以患者的日常对话会逐渐减少。

　　不被他人依靠，日常对话很少，主动沟通也很困难。如果我处于这种状态的话，我想自己一定十分孤独。

　　每个人都是孤独的，因为我们无法完全理解他人。这是无可奈何的事实。

　　但是，如果说每个人都是孤独的，所以认知障碍症患者孤独一些也无所谓，那也并非如此。他们不是自己选择了孤独，而是因为沟通不畅才不得不变得孤独。

　　而且，他们也不能像我们那样主动与周围人沟通来缓解孤独。

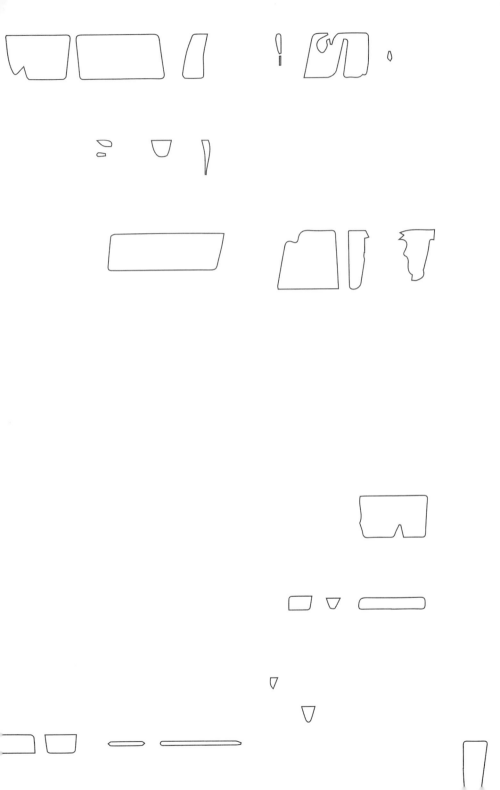

# 携手了解更美好的生活方式

# 为什么会有"虐待行为"存在

## 只要有理由，就不算虐待？

在第五章里，我们将探究如何减轻认知障碍症患者的痛苦，减少他们生活上的不便，设法共同拥抱更美好的生活。为此，我们首先要思考与认知障碍症患者共同生活时不可避免的虐待问题。

提起"虐待"，你会想到什么呢？

我想很多人都有这样的认识：把人绑在床上就是虐待。那么如果是家人出门时，不放心患者一个人留在家里，所以把他绑在床上呢？这是否属于虐待，很多人可能会难以判断吧。

像这样附加了"条件"之后，是否属于虐待的判断就会发生改变。

首先来看一下 2011 年我们针对普通学生做的一项调查。

该调查针对身体虐待、心理虐待、经济虐待和忽视行为（拒绝抚养 / 赡养）这四类虐待，每一类设有三项具体行为，并询问参与者该行为是否构成虐待。

每一项具体行为都有三种类型，一种是没有前提条件的类型，另外两种是有前提条件的类型。参与者的回答分"完全不这么认为：1 分"到"非常认同：7 分"的七个等级，最终得出平均分。

平均分越高，说明该行为属于虐待的认知越明确。另外，相对于没有前提条件的类型，有前提条件的类型都在统计上有意地（即不是无意而是明确地）给得分较低的项目标注了（－）、给得分较高的项目标注了（＋）。

请阅读表 5-1 中的各项内容，同时思考你是否认为这些行为属于虐待。

### 表 5-1 "你认为以下行为属于虐待吗？"

**【身体虐待】**

| | |
|---|---|
| 1. 把对方绑在床上 | 6.10 |
| a. 因为不放心对方一个人在家，所以出门的时候把他绑在床上（－） | 5.60 |
| b. 因为对方会弄脏房间，所以出门的时候把他绑在床上 | 6.17 |
| 2. 把食物塞进对方嘴里 | 5.56 |
| a. 因为对方拒绝吃东西，所以强行把食物塞进他的嘴里 | 5.69 |
| b. 因为自己心急得等不下去，所以强行把食物塞进对方嘴里（＋） | 6.38 |

| 3. 甩开对方 | 5.08 |
| --- | --- |
| a. 对方在自己焦躁不安的时候接触自己，所以甩开对方 | 4.94 |
| b. 对方用脏手碰自己，所以甩开对方 | 5.10 |

**【心理虐待】**

| 4. 把对方的餐桌跟家人的餐桌分开 | 4.98 |
| --- | --- |
| a. 因为对方会把饭菜弄得乱七八糟，所以把对方的餐桌跟家人的餐桌分开 | 5.04 |
| b. 因为餐桌上的聊天会热闹不起来，所以把对方的餐桌跟家人的餐桌分开（+） | 5.52 |
| 5. 被对方搭话时不理不睬 | 5.38 |
| a. 自己很忙的情况下，被对方搭话时不理不睬（−） | 4.50 |
| b. 因为对方说不清楚话，所以被对方搭话时不理不睬 | 5.46 |
| 6 大声指出对方的失误 | 4.50 |
| a 因为对方每次都忘事，所以每次都大声指出他的失误 | 4.27 |
| b 因为对方耳朵不好使，所以为了让对方听清而大声指出他的失误（−） | 3.06 |

**【经济虐待】**

| 7. 擅自出售老人的住宅 | 6.04 |
| --- | --- |
| a. 老人不需要住宅了，所以在老人入住养老院时擅自出售其住宅（−） | 5.68 |
| b. 为了筹措老人入住养老院的费用，擅自出售其住宅（−） | 4.89 |
| 8. 不给对方钱 | 4.29 |
| a. 对方会乱花钱，所以不给他钱（−） | 3.83 |
| b. 钱丢了或者被偷了就麻烦了，所以不给对方钱（−） | 3.81 |
| 9. 擅自使用老人的存款 | 5.74 |
| a. 从老人的存款中擅自取用护理所需的钱（−） | 4.51 |
| b. 在自己需要用钱时，擅自使用老人的存款（+） | 6.19 |

**【忽视行为】**

| | |
|---|---|
| 10. 让对方生活在垃圾成堆、臭气熏天的恶劣居住环境中 | 6.50 |
| a. 对方并不在意这些，所以让他生活在垃圾散乱、臭气熏天的恶劣居住环境中（–） | 6.04 |
| b. 对方拜托自己帮忙打扫，但自己依旧让他生活在垃圾成堆、臭气熏天的恶劣居住环境中 | 6.56 |
| 11. 不给予充足的食物和衣物 | 6.52 |
| a. 因为家庭生活困难，所以不给予足够的食物和衣物（–） | 4.85 |
| b. 因为对方说自己不需要，所以不给予足够的食物和衣物（–） | 4.83 |
| 12. 对方情况紧急，却不送去医院 | 6.44 |
| a. 由于对方拒绝去医院，所以虽然情况紧急，但不送对方去医院（–） | 5.04 |
| b. 因为自己身体也不好，所以虽然情况紧急，但不送对方去医院（–） | 5.29 |

你觉得如何呢？是不是有几个项目让人觉得"这也不算虐待吧"？

但是，这里列举的所有项目其实都属于虐待。我们可以发现，如果附加了条件，特别是附加了"因为担心对方而做出这种事"的这类条件，很多人就会觉得这不属于虐待，最终导致这些行为的得分很低。此外我们还发现，与身体虐待和忽视行为相比，心理虐待和经济虐待的分数较低，说明人们很难意识到这两者同样属于虐待。

虐待是思考如何更好地与认知障碍症患者共同生活时不可避免的问题。

附加条件不同时，我们有时会意识不到虐待行为的存在。换句话说，我们必须注意在某些情况下，虐待会在借口的名义下发生。


# 以看护人为主体的看护行为
# 让虐待的判定标准一再宽松

那是在 20 世纪 80 年代，我刚开始做研究的时候。当时我去参观了一家以开创性的措施而闻名的医院，看到那里住着的认知障碍症患者全身都被拘束起来时，我感到十分震惊。

虽然当时日本还没有护理保险和虐待防止法，但"拘束是不好的"的认识已经相当普及了。所以我内心非常吃惊，没想到这么有名气的医院也在拘束患者。医院方面表示，"由于患者到处乱走很危险，不得已才将其拘束起来。"

30 多年后的今天，虐待依然没有消失。虽然"零拘束运动"兴起，对患者的拘束事件减少了很多，但并没有完全归零。人权和看护放在天平上时，被优先考虑的是看护。

的确，把患者绑在床上的话，患者自己不会因为到处走动而受伤，也省去了护理人员的麻烦。但是，一想到如果被绑住的是自己的话会是什么样的感受，不能自由行动是多么的痛苦，我就深知我们必须想出能兼顾人权和看护的办法。

如果患者频繁地下床，护理人员就要观察他们下床的时间点，记录时间并找出原因，查明他们想要下床的理由，并进行相应的处理，或者铺上重力感应垫，只要患者下床就能被发现。只要大家一起出谋划策，就一定会有办法的。虽然与其探究原因再做出处理，直接把患者绑起来要简单得多，但简单中往往藏有陷阱。

我这么一说，肯定会有人反驳："你根本不知道看护工作有多忙。"但那只是个借口罢了。看护行为的主体一旦变为看护人，借口就会被默许，虐待的判定标准会难以避免地一再宽松。

## 看护人应该明白什么是虐待行为

当然，我知道护理工作经常人手不足，报酬也不高，很多工作人员精疲力竭，最终选择了离职。我也明白即使是家庭内的看护，情况同样十分严峻。

前文中也讲过，我外婆曾经半夜从床上爬起来，把锅放在开了火的灶台上又去睡觉，差点酿成一场小型火灾。从那以后，我母亲就用绳子把自己的手和外婆的手绑在一起睡觉了。这是她为了能在外婆起床时，自己也跟着一起醒来。听到这，大多数人都会说"你母亲真了不起""你母亲真不容易"之类的话。我也觉得母亲真的很不容易。但是，这完全是一种虐待行为。

突然睁开眼睛，发现自己旁边睡着一个陌生人，而且自己的手和这个人的手还被绳子绑在了一起。定向力低下，既不知道对方是谁，也不知道这里是哪里的外婆因恐惧而大喊大闹也不足为奇。

　　甚至有一天，我半夜起床去洗手间时，从外婆的房间里听到了母亲的声音："孩儿他姥姥，我们一起死吧。"

　　我吓了一跳，呆站在那里，听到外婆回答说："不要，死好可怕。"从母亲的角度来看，可能自己只是将难以忍受的情绪发泄到了外婆身上，但对于社会认知能力衰退的外婆来说，她无法理解"一起死吧"这句话背后的含义。奶奶当时恐怕真的很害怕，这属于心理虐待。

　　不过，如果说把两人的手绑起来一起睡觉、说出"一起死吧"的母亲是在虐待外婆，还是有些过于苛刻了。她也是被逼到无可奈何，不得已才那样做的。尽管如此，虐待就是虐待。那么，我们对此有什么解决办法呢？

　　我认为，一是看护人应该有什么是虐待行为的意识。关于具体哪些行为属于虐待，知道和不知道有很大的区别。最重要的不是认为"把人拘束起来就是虐待"，而是要能在心里描绘出"绑在床上""强迫吃东西"和"甩开对方"等具体的虐待行为。

　　另外，我们应该和身边的人一起思考如何才能解决问题，而不是一味地责备虐待行为。话虽如此，单凭家人一起思考往往会陷入僵局，所以引进护理方面的专业人士是至关重要的。护理经理能成为破局的钥匙，我们可以和护理经理深入交流，一起思考对策。

　　然后是转换心情。越是认真严谨、尽心尽力地看护患者的人，当他们意识到自己的行为属于虐待时就越会陷入严重的消沉情绪当中。反省当然是有必要的，但如果只是一味反省，看护人的情绪就会变得消极。

要转换心情也可以寻求他人的帮助。我们可以参加"认知障碍症患者及家人互助会"这种抱有同样烦恼的人们的互助团队，向他人倾诉"自己上次干出了那种事"。如此一来，我们应该就能得到"我也一样""你之后这么做可能更好"的回应。

人们在看护患者时，常常眼里只能看到自己的辛苦，从而容易以"因为我很不容易啊"为借口实施虐待行为。最重要的还是要有"虽然自己也很不容易，但是真正不容易的是患者"的意识。

## 看护人要在辛苦中发掘益处

被他人照顾时，大多数人都会心怀内疚。他们觉得自己吃饭、洗澡和排泄等都要依赖于对方的悉心照料，但是自己却无以为报。

无论对方是自己的家人还是护理人员，这种"负债感"都一样存在。其中也有人觉得"对方是护理人员的话就给他支付工资，对方是家人的话就给他留下遗产，这样就不用觉得有所亏欠了吧？"但是单凭这些，负债感是不会消失的。

之所以这么说，是因为看护不仅仅是一种单纯的照顾他人的行为，其中还必定包含着对于患者的体贴、关怀、担忧和疼爱等情感。即使只是自己的工作，但护理人员如果没有心怀患者、亲力亲为，看护也就不能称为看护。而且，接受护理的患者正因为知道对方亲如一家地照顾自己，所以才会对自己的无以为报感到十分内疚。如果照顾我们的是机器人的话，我们恐怕也不会有这样的亏欠感吧。

想象一下我们向朋友借钱的情况，可能就能理解这种感觉了。假设我们向朋友借钱，朋友也同意借给我们，有了借贷关系后，我们与朋友之间曾经平等的关系就不再平等了。借钱的人会感到内疚，从而催生出上下级关系。

要想挽回这种内疚感，让上下级关系重新恢复原样，仅仅把借的钱归还给朋友是不够的。只是还了钱的话，我们还是说"谢谢"的那一方，地位依旧在朋友之下。要想解决这个问题，需要在还钱的同时送上谢礼，让对方给我们说声"谢谢"。只进行物理层面上的还债，是无法消除我们心理层面上的负债感的。

看护也是一样。面对看护人付出的劳动，仅仅从金钱上，或者说从物理层面上给予报酬是无法消除患者的负债感的。但是被照顾的患者没有办法回报看护人。因此，患者一方面对看护人心怀感激，另一方面负债感也逐渐加深，被人照顾反而令患者痛苦无比。就好比欠债却还不起钱，最终债台高筑的感受。

想要消除这种负债感，最重要的是看护人要创造一些能对患者说"谢谢"的场景。多琐碎的小事都可以，比如请患者帮忙叠衣服、给院子除草或者给花浇水。让患者做他们力所能及的事，然后每次都向他们说"谢谢"，从而减轻被照顾的患者的负债感。

如果这些小事同样做不了的话，也可以对病人说"谢谢你好好吃了饭"或"谢谢你好好起了床"等。

但是，且不说专业的护理人员，在家人照顾患者的情况下，有些看护人在身体层面和精神层面上都处于崩溃的边缘，怎么可能说得出"谢谢"二字呢。极端一点来说，护理，特别是认知障碍症患者的护理是非常痛苦的一件事。

但是，既然不能让患者恢复如初，那除了接受也别无他法。而且，如果不能从护理的过程中发掘一些喜悦和益处，不久看护人自己就会彻底崩溃。

那么，如何在痛苦的护理过程中发掘益处呢？

比如，我们会在养老院或互助会上认识一些处于相同境地的人。跟他们交谈时，有时我们的视野会突然被打开。试了试从他们那听来的方法，我们发现护理工作也变得轻松了不少。如果不是亲人患上了认知障碍症，我们就不会认识那些人，也不会经历拨开云雾见天日的释然。可以说，通过护理，我们开拓了新的地平线。

重要的是思考我们得到了什么，而不是失去了什么，但这种心态必须刻意去保持。因为如果我们不刻意去保持积极的心态，通常就会一味地思考不好的方面，陷入反复思考同一件事的"反刍"状态，或大脑被妄想填满的"妄想高楼"状态。

正因为如此，我们才要有意识地与他人往来。其次，对认知障碍症患者说"谢谢"也非常重要。患者听到了"谢谢"二字而展露笑容，这对看护人来说也是心理上的慰藉。

我们与认知症的距离

# 时至今日依旧存在的偏见

## 不同于自己的人很可怕？

据统计，目前全球认知障碍症患者约有 5000 万人。其中，日本认知障碍症患者约有 550 万人，相当于全球患病人数的 10% 以上。

相对于全球总人口的 76 亿，日本人口仅为 1 亿 2000 万人，占全球的 1.6%。从比例上来看，日本认知障碍症患者的数量相当多。

因为日本人的平均寿命在全球名列前茅，所以认知障碍症患者也很多？这是说不通的。世界上也有很多人虽然身患认知障碍症，但却没有被诊断出来。

这是 2018 年 7 月我在芝加哥参加国际阿尔茨海默病协会国际会议时发生的一件事。我刚刚结束关于 CANDy 的介绍和实践案例的汇报，正在休息的时候，有人告诉我说，外面有个人在到处喊着找我："请问发明这个检查的人是谁？"我急匆匆地赶过去，一见到那个人就被他紧握住了双手。这位从卡塔尔前来参会的男士欣喜异常地对我说："我一直希望能有一个这样的检查！"

了解后得知，这位男士是一名精神科医生，负责认知障碍症的诊断工作。在卡塔尔，70%~80% 的老年人没有接受过教育，所以像 MMSE 这种包含算术问题的认知功能检查根本无法使用。

但像 CANDy 这种通过对话就能进行诊断的检查方法，不管老年人受教育程度如何，都可以在认知障碍症筛选中使用。也就是说，目前卡塔尔大多数老年人的认知障碍症无法被诊断出来，而这样的国家在世界上还有很多。

此外，在一些发展中国家，认知障碍症本身就没有被正确地认识。

例如在加纳，据说至今仍有人认为认知障碍症是"魔女所为"。在有些国家，表示认知障碍症的词语本身是"疯子"的意思。直到不久之前，日本也在使用"痴呆"这一歧视性的词汇。

目前，日本的认知障碍症公益志愿者已超过 1000 万人，从世界范围来看走在了推进认知障碍症认知的前列。但是，要说日本现在有没有区别对待认知障碍症患者，那还是有的。我就听说过这么一件事。

有一个人每周都会开放自己家的一楼，为青年痴呆患者们举办一次聚餐。据说他正式开始举办前向邻居们打了招呼，也做了解释，但一开始举办就不断收到投诉。说是投诉，也并不是说具体出了什么事，而是像"那些奇怪的人一起走在路上很可怕，要是他们对我们动手了怎么办"这样的情绪宣泄。如果是某个具体的问题，倒还有办法去解决，但正因为没有具体问题，所以叫人十分为难。

人对于与自身群体格格不入的人们都抱有警惕和恐惧心理。特别是在日本社会这种强制同步压力很高的环境中，社会认知能力低下又不懂察言观色的认知障碍症患者很难被集体接纳。周围每个人都拥有相同的感受，不用开口也能互相理解，如同心有灵犀一般的生活对人们来说是安全又安心的。如果一个全然不同的人进入这个环境，人们就会觉得自己的安全和安心被破坏了，从而试图把那个人排除在外。

再者，人们看到电视和报纸上的报道，就会觉得这些问题与自己息息相关，而这可能会助长歧视情绪。开车时出了事故、漫游时误入了铁轨、失踪……这些事件是由于其特殊性才被报道，并不意味着它们会在日常生活中随意发生。

当然，我们应该从这些事件和事故中吸取教训，但这并不是说只要有认知障碍症患者在，就会立刻发生事件和事故。

## 能保障认知障碍症患者权益的
## 只有"自己的家"？

如何保护认知障碍症患者的人权，是一个非常困难的问题。歧视和人权两者密不可分，歧视产生于对他人人权的不承认。

在高社会福利国家丹麦，以前有过名为"plejehjem"的养老院，相当于日本的特殊养老院。但为了保护人权，丹麦废除了该类场所，只允许患者在家中接受护理。有些患者会继续住在从年轻时就一直住的房子里，也有些患者会搬进老年公寓，但他们基本上都身处"家"中，而不是在一个"场所"内。护理人员则根据患者的需要上门拜访，短暂停留以提供服务，然后离开。

为什么说这种措施能够保护人权？这源于"入住养老院就意味着'被隔离'，是违反人权的表现"的观点。丹麦有着以下的"老年人三原则"，并根据这三条原则来定政策。

1. 不打断老年人至今为止的生活节奏，让他们延续以往的生活（关于生活延续性的原则）。

2. 尊重老年人的自我决定，其身边的人要尽力协助（自我决定的原则）。

3. 以老年人现有的能力为基础，支持其自主生活（发挥剩余能力的原则）。

因此，无法保持老年人生活的延续性，强制决定老年人一天的日程，又让他们无法进行自我决定的 plejehjem 明显违背了这个原则。

在日本，很少有人认为将老年人送去养老院是侵犯人权的行为。甚至可以说，很多人都认为把家里照顾不了的人送去养老院，对患者本人及其家人来说都是最后的救命稻草。

日本和丹麦的社会结构和民族特性不同，所以日本也不能全盘借鉴丹麦的做法。但是有一点我很确信，那就是如果要重视人权，那么即使是在养老院中也应该尊重老年人的自我决定。

话虽如此，目前如果让养老院中的老年人自己决定吃饭、洗澡等日程的时间，而不是按照日程安排进行，也就是说让老年人自由行事，那养老院也就无法运转下去了。如果护理人员不够成熟，或者养老院人手不足，反而会更加危险。这样一想，能够保护老年人人权的只有自己的家了。

但是，家庭内的护理真的能保护人权吗？与其说是尊重认知障碍症患者的自我决定，倒不如说大部分事情都由家人来决定，患者本人只是一味地顺从——难道不会出现这种情况吗？

护理计划本来也应该尊重患者本人的意愿来制订，但是最终真的不会由护理经理和家人一手制订吗？他们真的不会以"我这是为患者着想"或"我太忙了没办法"为借口，对患者进行虐待吗？

这是一个越想越复杂的问题。然而，认知障碍症患者还是无法保护自己的人权。正因为如此，我认为我们必须始终在内心给认知障碍症患者的人权留出一席之地，也必须继续深入思考这一问题。

# 用心对待认知障碍症患者的世界

## 应该直呼其名，还是加以尊称？

保护认知障碍症患者的人权是一个非常重要且困难的问题，其根本在于是否把患者当作和自己相同的个体来看待。而把患者当作个体来看待，就是要认可他的世界。

那是很久之前的事了，我和几名研讨会上的同学一起去了养老保健院探望我们研究生时代的恩师。养老保健院是为已经度过发病初期的患者实施康复治疗，让他们最终能够回家疗养的地方。恩师之前因脑梗死而倒下，虽然性命保住了，但仍受到认知障碍的影响。

　　当时，我们听到年轻的护理人员直接用大名称呼恩师，心里感到十分不痛快。因为我们都只叫过他"老师"。于是，同行中的一人给护理人员说："他是位了不起的教师，希望你不要对他直呼大名，而是称呼他为'老师'。"结果对方却说："在这里，大家是平等的。"

　　对于这个小故事，你有何感想呢？在医院和养老院里，因为每个患者都是一个个平等的个体，所以他们就应该被连名带姓地称呼吗？

　　恩师是一位非常重视自己"大学教授"这个身份的人。他十分在意他人眼中自己的形象，所以总是西装革履、举止威严。我们去探望恩师的时候，他正坐在一把椅子上，趴在椅子自带的小桌子上打盹。我们一叫他"老师"，他就立马坐了起来，说道："我在做睡眠实验呢。"

　　恐怕恩师是因为被叫了一声"老师"，才知道了我们是他的学生。而他也因为不想被学生看到自己打盹的样子，所以才很快解释说"我在做睡眠实验"吧。当时在他的心中，自己是大学教授这个身份认知占有很大的比重。

　　从用心对待认知障碍症患者的世界这个角度来看，我认为护理人员应该叫恩师"老师"，而不是直呼其名，而且前者的称呼也能让恩师的情绪更加稳定。但如果这么做的话，护理人员又该如何称呼其他人呢？如果患者曾经当过老板，那应该叫他"某总"吗？那当过部长的患者又该怎么称呼？

护理人员应该去了解患者有什么样的身份认知，然后做出相应的称呼调整。但是，怎样才算是尊重了这个人的身份认知呢？如果尊重了一个人的身份认知，结果导致他和其他人之间出现了不平等，又该怎么办？如果一律对患者直呼其名，那确实少了这些麻烦，但这样真的好吗？

答案只有具体情况，具体讨论。只是单纯地以"所有患者都是平等的，所以直呼其名就行了"的理念行事，是无法做到用心对待认知障碍症患者的世界的。哪怕对每个人都以姓名称呼，也要思考怎样才能尊重患者的世界，怎样才能保护其身份认知，再在此基础上用姓名来称呼他们。


## 不动怒，不反驳，与患者共鸣


认知障碍症患者由于记忆和定向力的障碍，内心世界和现实世界产生了分歧。比如我的恩师，他在自己的内心世界里仍然是受人尊敬的教授，但在现实世界里却被当作一个软弱无力的老人来对待。

而且，如果认知障碍症患者做出与现实不符的言行，他周围的人，尤其是他的家人往往就会吃惊、愤怒或出口反驳。听到患者说"你偷了我的钱包"，家人听到先是吃惊，然后愤怒地指责"是你自己收起来的，你却忘了"。听到患者说"我要回家"，家人也是十分吃惊，然后反驳他"这里就是你家"。这类情况经常会发生。

但是，认知障碍症患者不知道自己的世界和周围的世界是有分歧的，一旦有人冲他们发火或者全盘否定他们，他们的内心就会变得十分混乱。而且，"被人训斥""被人反驳"等消极情绪还会不断累积，有时甚至导致患者陷入抑郁状态，精神行为症状不断恶化。

为了不发生这种情况，我们应当认可认知障碍症患者的世界，与他们共鸣。

比如说，患者说我们"你偷了我的钱包"时，我们一想到自己竟然被叫作小偷，原来在患者眼中自己是这样的人，就忍不住怒气上涌。但是认知障碍症患者处于妄想状态时情绪十分高涨，如果我们出言反驳，他们反而会更加兴奋，状态也会进一步恶化。

为了避免这种情况，我们要用心倾听对方的诉求，理解他们的感受。即使被叫作小偷也不要立刻反驳，而是要对患者说"我们一起找找吧"，并带着他一起去找钱包。这样一来，患者也就能渐渐地平静下来了。

此外，有部分认知障碍症患者会说一些荒诞不经的话。诸如"我是天皇家的后裔""车站前的大楼是我出钱建的"或"市长叫我过去一趟，我不去不行"等等。

听到患者说这样的话，家人们往往加以反驳："你别傻了！"因为他们说的话显然不是事实，而且患者要是当众说这种夸张的妄想，家人在一旁都会觉得丢脸。

但是，说到底还是不要对患者加以反驳为好。虽然患者的妄想内容夸张，种类繁多，但在那些话语的背后隐藏着他们拼尽一切保护自己的心态。

如果我们自身不再受自己的控制，不得不接受他人的照料才能生活，自尊心就会受到伤害。自尊心强的人尤其如此。另一方面，我们要是不抱有"我活得有价值"的信念的话，也就很难有活下去的意志。所以我们下意识地想要将受伤的自尊心恢复原样，说出"自己是很了不起的人物"这种抬高自尊心的话。

或者也有可能是患者无法实现的梦想、他们想要忘却也怎么也忘不了的痛苦记忆，这些变为了他们的妄想。

有位入住了养老保健院的女性每天都反复跟工作人员说："我马上就要生了，快请接生婆过来！"当然，她已经年过70，不可能再生育了。而她反复念叨这种妄想的原因，正是50多年前的一段痛苦的回忆。

那位女性年轻的时候和婆婆关系恶劣，怀孕后被迫堕胎，最终不得不离婚。她对自己无缘生下的宝宝的思念，在患上认知障碍症后一口气暴发了出来。

工作人员跟她的家人了解情况后，给了那位女性一个婴儿模样的布娃娃，她拿到娃娃后便很快安静了下来。这就是与认知障碍症患者的世界产生共鸣，尽力贴近他们的内心。如果工作人员只是将那位女性当作一个"胡乱给别人添麻烦"的患者，那她的愿望就永远不会实现，她也只能怀着痛苦度过晚年。

## 了解付诸行动前患者的状态

你有没有过这样的经历：你为认知障碍症患者做了些事情，他却不知为何突然很不高兴。比如说给患者放音乐听，给他看漂亮的风景照时，他却突然生起气来。

我们做这些事是想让患者能够心境平和、心情愉快，却造成了完全相反的结果，让人难免惊讶。但是，站在认知障碍症患者的角度来看就会发现，他们生气也是很正常的。

其原因主要有两个。

一是患者由于认知障碍症的核心症状之一——"失认"，无法将音乐和照片作为一个整体来看待。

例如在相貌失认的情况下，患者不能将脸当作"一张完整的脸"来认知，只能看到眼睛、鼻子和嘴这些部分。同理在听音乐时，患者听不出一首有条理的"歌曲"，只能听到一些零散的声响，听起来只是一些杂音罢了。在看风景照时，哪怕他们能看到树、山、湖等各个要素，也无法将其识别为一片完整的风景。

另外，根据听音乐和看照片时患者所处的环境不同，他们的注意力也可能会集中在其他事物上，无法专心于音乐和照片。

二是在听音乐或看照片之前，患者的精神状态如何的问题。在护理时我们也许会思考"我要这么做，然后患者就会这样"这种从某一行为中能得到的结果，但很少会考虑我们付诸行动前，患者到底处于怎样的状态。实际上，了解患者在做某事之前的状态是十分重要的。

我们普通人也是如此，在发呆或者心情低落的时候哪怕突然听到音乐，也无法从中获得乐趣。更何况，人一旦年纪大了，即使未患认知障碍症，也很难时刻保持意识清醒，发呆的情况会逐渐增多。在这种状态下突然被给予了强烈的刺激，患者甚至可能会兴奋得进入谵妄状态。而且，一个人到底有没有在发呆有时从外表上是看不出来的。

因此，想要让认知障碍症患者享受音乐或其他乐趣的时候，一定要事先打招呼，跟患者说说话，让他们保持意识的清晰。又或者，就像人一般饭后会犯困一样，我们可以尝试掌握患者的意识什么时候变模糊，什么时候变清晰的规律。

我们想为他人做好事的时候，正因为是"好事"，所以我们有时会忽略对方方便与否，只顾着按自己的想法去付诸行动。但根据他人所处的状态不同，"好事"也可能变坏事。

所谓用心对待认知障碍症患者的世界，就是不能只顾自己方便，而要考虑到患者所处的状态。

# 站在认知障碍症患者的角度去思考

用心对待认知障碍症患者的世界，换句话说，就是要站在认知障碍症患者的角度去思考。

当疑惑患者"为什么要那样做呢？"的时候，我们常常从自己的常识出发去理解对方。虽然这种思考方式有时能够适用，但基本上我们还是要暂时抛开常识，站在对方的立场上去思考问题。

比如，在我们想为患者洗澡，或是为他们换尿布时，可能遭到对方的激烈反抗而无法顺利进行。从护理人员的角度来看，这些行为都是为了保持患者的清洁卫生，而且洗澡和换尿布应该是令人心情舒畅的事，不知为何会遭到对方的反抗。

但是，患者肯定是有什么原因在其中的。为了了解这一点，我们采取站在对方的角度思考的方法，从以下几点来分析问题。

1. 问题是什么？

2. 谁因此感到不悦？

3. 从何时开始感到不悦？

4. 为什么会发生这个问题？

5. 问题发生在何处？

6. 目的是什么？

7. 患者是什么样的人？

8. 患者能做到什么？

**9. 患者的诉求是什么？**

掌握此方法后，就能找到解决问题的切入点。

把前面提到的例子套用到 1～9 题，从看护人和被看护人双方的角度来分析。我们假设看护人是女儿，被看护人是母亲。

**1. 问题是什么？** 是"被看护人讨厌洗澡和换尿布"，且双方的问题都是这一点。

**2. 谁因此感到不悦？** 不管是对于看护人（女儿）还是被看护人（母亲）来说，感到不悦的都是"自己"，且双方的观点有分歧。

**3. 从何时开始感到不悦？** 从患有认知障碍症的母亲失去丈夫，住进女儿家之后。母亲在定向力障碍不断加重的情况下，从曾经和丈夫一起生活的家搬到了女儿家。这可能让她不知道自己现在身处何处，也不知道和她一起生活的人到底是谁。

**4. 为什么会发生这个问题？** 女儿不知道为什么会出问题，母亲则是因为讨厌别人为她洗澡或者换尿布。洗澡和换尿布的共同点是会让人暴露出毫无防备的姿态，所以与其说母亲讨厌这些行为，不如说是她不愿意暴露出自己毫无防备的样子。

**5. 问题发生在何处？** 对女儿来说是"自己的家"，对母亲来说是"女儿的家"或"一个不知道是哪里的地方"。

**6. 目的是什么？** 女儿想为母亲洗澡和换尿布，母亲则不想被洗澡和换尿布，双方的目的截然相反。

**7. 患者是什么样的人？** 长年来为上班族的丈夫默默付出，一位认真负责的家庭主妇。这一点双方的观点一致。

**8. 患者能做到什么？** 女儿不知道患者能做到什么，母亲则是能够自发抗拒洗澡和换尿布。

**9. 患者的诉求是什么？** 女儿不知道患者的诉求，母亲则是"不想被人洗澡和换尿布"或者"不想暴露出毫无防备的样子"。

这样看来，问题并不在于洗澡和换尿布这些行为本身，而在于患者因定向力障碍而产生的不安，或是对于被脱衣服这一行为的恐惧。患者不知道自己现在身在何处，也不知道想给自己洗澡的人到底是谁。在这种状态下，她眼看着自己的衣服要被脱掉，当然会激烈地反抗了。

站在认知障碍症患者的角度看问题，就能逐渐明白那些站在看护人角度时不明白的点。在分析了问题，推测了原因之后，我们还是要站在患者的角度去考虑解决办法。

在上述例子的情况中，如何消除患者的不安和恐惧，让她能够放下心来是解决问题的核心。

所以，看护人仅仅对患者说一句"我们去洗澡吧"远远不够。看护人常常觉得，自己既然已经打过招呼了，那对方一定已经明白等会儿要去洗澡了，但事实往往并非如此。由于记忆功能障碍，患者有时会记不起别人说过的话。不仅如此，其他人把手伸向患者衣服的那一瞬间，她可能会突然迸发出"我不要！"的抗拒情绪并陷入兴奋状态，甚至连别人之后说的话都听不进去了。

　　这种情况下，看护人告知患者"去洗澡吧"并带她到更衣室后，不要马上开始准备洗澡，而要与患者聊聊天，等她自己平静下来。等到患者的情绪变平和了之后，看护人再问她"我们去洗澡吧"，她可能还会说"好啊"并自己主动走进浴室。不论是一遍又一遍地解释同一件事，还是花时间耐心等待患者平静下来，总而言之要设身处地为认知障碍症患者着想，这才是最重要的。

　　一旦出现什么问题，看护人总是认为"被气到的是自己"和"问题出在对方身上"。但这对于被看护人来说却恰恰相反。他们觉得自己受了气，而问题出在看护人身上。

# 并非为之"看护"，而是同之"生活"

## 认知障碍症咖啡馆是什么地方？

　　据说认知障碍症从发病到逝世的平均时间是十年左右。这只是一个平均数，有些患者寿命更长，有些则要更短一些。但不管是哪种情况，这场与病魔的斗争都无法速战速决，所以我们有必要把认知障碍症看作是一个身体特性，"与疾病一起生活下去"。

　　然而，从家人被诊断出认知障碍症的那一刻起，我们就觉得他变成了"特殊人群"中的一员，可能还会因此对他采取与以往完全不同的对待方式。因为患者得了认知障碍症、需要看护，所以我们可能会手把手地教他做事，或者干脆什么都不让他做。

也有些人为了让患者找回曾经的记忆，不厌其烦地询问以前的事情，或是强迫患者做算数练习。这种对待方式只会让患者失去自信，陷入抑郁状态，或者让患者愤怒不已，结果都只是适得其反。

但如果一家人只是闭门不出，他们也无从知晓自己的状态是好是坏。走出去和人接触是很重要的。那么，该去哪里呢？

这个时候"认知障碍症咖啡馆"就能派上用场了。

"认知障碍症咖啡馆"正如字面所示，是一种认知障碍症患者和其家人可以轻松愉快地光顾的咖啡馆。

根据厚生劳动省推出的《认知症施策推进综合战略》（新橙色计划），认知障碍症咖啡馆是"认知障碍症患者和其家人与当地居民和专业人士互相交流信息、相互理解的地方"。2016 年度的调查显示，日本 47 个都道府县的 1029 个市町村中，有 4267 家认知障碍症咖啡馆正在营业。厚生劳动省的目标是到 2020 年之前将认知障碍症咖啡馆在所有市町村普及，所以目前其数量应该还在增长中。

不过，虽说名字带有"咖啡馆"的字样，但认知障碍症咖啡馆并不像普通的咖啡馆一样每天都营业。日本的大部分认知障碍症咖啡馆的入场费从 0 到 2000 日元不等，一个月举办 1～2 次。举办场地也多种多样，比如养老院、公共文化场所和咖啡厅等。

在认知障碍症咖啡馆的发祥地荷兰，这种咖啡馆最开始是为了研究而设立的。当时的活动项目都有着严格的规范，并且研究人员会记录其带来的效果。而在日本，认知障碍症咖啡馆通常都会提供茶水和小点心，但活动内容各不相同。这些活动有由专业人员提供的护理咨询、讲座、音乐会、散步、体操、厨艺和手工等各种各样的项目。不过，最近什么项目都不开展的认知障碍症咖啡馆似乎在增多。

政府或自治体设立认知障碍症咖啡馆的目的主要是关注和掌握患者现状，或是开展有关认知障碍症的科普教育。但如果询问患者和其家属认知障碍症咖啡馆有什么好的地方时，他们往往回答"认识了很多人""交到了很多朋友"和"人们对我很好"。而这些回答恐怕也是因为同为认知障碍症患者、同为患者家人的人们之间可以毫无顾虑地交谈吧。也就是说，认知障碍症咖啡馆的本质其实就是交流。

也许是因为太理所当然，所以我们才没有发现，其实咖啡馆就是一个放松下来和人交流的地方。我们去咖啡馆不是因为想喝点什么，也不是因为想被教导些什么，只是想放松下来，和其他人聊聊天而已。

我们在和朋友一起吃饭，一起去旅行的时候，什么最让人心情愉悦？珍馐和美景自不用说，果然还是交流最让我们感到愉快。当我们与他人有充分的交流时，我们的心情也会变得愉快。相反，如果缺乏交流，我们就会感到孤独。

如果你的家人患有认知障碍症，但你们还没有去过认知障碍症咖啡馆的话，不妨试着去看看。没有明确的目的也没关系，哪怕去了只是聊聊天，你的心情也能够轻松不少。

因此，要想与疾病共生，有一个可以敞开心房说话的地方是非常重要的。


## 运用"程序记忆"维持正常生活

要想和认知障碍症这种疾病共生，最重要的是思考怎样才能长时间保证日常生活活动的正常进行，思考为此应该采取什么样的行动。因为如果无法保证吃饭、上厕所和换衣服等 ADL 的正常进行的话，生活质量就会显著降低。

那么，怎样才能保证 ADL 的正常进行呢？其中一种方法，就是利用"程序记忆"。

我们的日常生活是由许多的程序记忆组成的。所谓程序记忆，就是走路和游泳的方式、剪刀和菜刀的使用方法、文字和图形的书写与绘制、骑自行车和开车的方法和每天的日常习惯等等，也就是一种难以用语言描述的肌肉记忆。

但是严格来说，这种肌肉记忆，也就是程序记忆其实是被称为"内隐记忆"的记忆中的一种。除了程序记忆之外，内隐记忆还包括"启动效应"和"经典条件作用"等。

启动效应是指无意识地想到相关事物的过程，比如看到"认知障 * 症"下意识地读出"认知障碍症"。经典条件作用是指因毫不相干的刺激而产生反应的过程，其中"巴甫洛夫的狗"这一实验十分出名。这一实验由巴甫洛夫博士进行，具体内容是重复"按铃后给狗喂食"这一动作，最终只要按铃，狗就会流口水。

普遍认为，包含程序记忆在内的内隐记忆即使是在认知障碍症状态下也很难衰退。但是，如果在进行由程序记忆主导的一系列动作时受到干扰（干涉），那么认知障碍症患者可能无法继续进行后续动作，转而陷入混乱的无限循环当中。

例如"脱下鞋换上拖鞋"这一行为。当我们从室外进入室内时，只要看到拖鞋放在一旁，就会自动开始进行一系列的动作。先是在工作记忆中将当前的状态与过去的记忆进行核对，做出"把鞋换成拖鞋"的判断，然后根据程序记忆自动进行。

认知障碍症患者也是如此。然而，当他们左脚穿上了拖鞋，却发现右脚拖鞋的位置跟以前不一样时，旁边的人可能会很机灵地帮忙把拖鞋放回以前的位置，但这样一来，患者的动作也就无法再继续下去了。

如果旁边的人不调整拖鞋的位置，患者可能还能够自动完成穿拖鞋的行为。但是，在一连串的流程中出现了"调整拖鞋的位置"这一"干扰"行为，导致患者感到混乱，甚至忘记了自己正打算做什么。认知障碍症患者比我们想象的要敏感得多，会因为一些小小的干扰而忘记"自己要做什么"。

其实这是一个真实的例子，那位患者到最后也没能穿上拖鞋，而这种事情发生在他的生活的每个角落。

早上起床换掉睡衣的时候、洗脸刷牙的时候、做饭和吃饭的时候、去洗手间解手的时候、洗澡的时候等等，我们的生活中充满了程序记忆。

然而，生活中也充满了各种各样的小干扰，比如事情做到一半有人推门而入，或是从其他地方传来噪声等等。对于认知障碍症患者来说，日常生活非常艰辛。但反过来，如果能很好地利用程序记忆，就可以使日常的行为得以顺利进行。

比如穿衣服。我们通常都有一个固定的穿衣顺序，平时会按照这种顺序无意识地穿衣服。一边想着"今天上班后先把那个收拾好，然后……"一边套上衬衫，穿上裤子，系上腰带，打上领带……像这样自动打点好装束。

但是，如果患者处于"穿衣失用"的状态，就会发生扣不好纽扣、穿衣服前后颠倒、将袖子套到腿上等情况，导致他们无法自行穿衣服。这种情况下就要利用患者换衣服时的习惯，让他能够自主完成一系列的动作。

如果患者平时按照穿 T 恤、穿裤子、再穿袜子的顺序来穿衣服，那么首先要把 T 恤的领口拉开再递给患者，让他知道该把头从哪里套进衣服。裤子也要拉开裤腰处的拉链拿在手上，让患者能够分清脚应该从哪里伸进去。如此一来，之后的一系列动作都可以依托患者的程序记忆来自主完成。如果患者扣不好扣子，护理人员可以把自己衣服的扣子扣给他看，这样他也能够明白扣子的扣法。

此外，也可以把衣服叠成开口打开的状态，把最先穿的衣服放在最上面，按照患者的穿衣顺序把剩下的衣服依次叠放在一起，一部分的患者能够通过这种方法自主穿衣服。做菜或者叠衣服的时候，有些患者听到"把这个切成细丝"或"把这件衣服叠起来"的指令后就能直接完成，但也有患者听到了也不会做。不过，只要护理人员亲手做了示范，有些患者也能够完成这些指令。

要利用程序记忆，护理人员就必须细致地观察患者的习惯，把握瓶颈的所在之处，而且过程也不一定总是顺利的。护理人员什么事都替患者做了的话，说轻松也确实轻松。

但是，如果护理人员事无巨细地帮患者做事，患者自己不会做的事就会越来越多。虽然可能很耗费精力，但如果能充分发挥程序记忆的优势，那么认知障碍症患者的生活就会变得轻松，他们身上尚有的余力也能得到最大限度的发挥。


## 分担认知障碍症患者的痛苦

那是我刚做完大肠癌手术，出了康复期没多久发生的一件事。我和妻子两个人去超市买东西，但当时我的身体还很虚弱，拿不动太重的东西。于是，我只提了一个很轻的袋子，剩下的食品和日用品都让妻子拿着，两个人这么回了家。当时我突然想道："如果有人看到我们两个这副模样，肯定会觉得，这人竟然让妻子提着那么一大袋东西，到底是怎么当丈夫的！"接着我又想："人们总是觉得'如果是我的话我就这么干''这样做是理所当然的'，但当现实中发生了与这些想法不符的事情的时候，背后一定有什么深层原因。"与其说是想，不如说我一下子领会于心了。

这世上有一些人，我们一看就知道他们身体明显不舒服或者身怀障碍。但是，也有一些光靠眼睛看不出来异样的人，比如当时的我。认知障碍症患者在很多时候，乍一看也像个健健康康的普通人。但他们其实做不到那些普通人认为的"理所当然"的事情。而且，随着社会认知能力衰退，认知障碍症患者很难再去揣摩人心，所以他们常常被人认为是"奇怪的人"。

这种时候，我希望人们在产生"真是个奇怪的人啊"的想法之后，再想一想"不同寻常的事情，背后一定有隐情"这句话。这是与认知障碍症患者分享痛苦的第一步。

发展心理学家滨田寿美男曾经说过这样的话。

以前也有过贫穷的时候，但那时大家一起分享痛苦，一边在痛苦中找寻快乐，一边生活着。但如今，大家都在试图隐藏痛苦，只把快乐分享给他人。痛苦成了个人的问题，这难道不是一个严重的问题吗？而认知障碍症就是如此。

现在想来，我们是不是忘记了一件事：护理保险原本就是为了能共同分担痛苦而设立的制度。再次将这件事回想起来，共同分担痛苦的话，喜悦也会随之而来。人们仅仅在一起享受快乐，是无法催生出深厚的信赖、体贴的关怀和富有人情味的成长这些真正宝贵的事物的。只有共同承受苦难，才会催生出对人类而言真正的宝藏。

# 传递乐观向上的精神

## 运用"情绪感染"创造由外至内的愉快心境

人们只要感受到快乐，心情就会十分愉快，生活也会更加安稳。认知障碍症患者也同样如此。

但是对于认知障碍症患者来说，只靠自己一个人很难快乐得起来。因为他们难以从他人的小表情中读出对方对自己的肯定，难以从娱乐节目中获得欢乐，也难以去做自己感兴趣的事。从各种各样的事物中获得喜悦，让自己开心起来对于认知障碍症患者来说十分困难。

这是因为他们无法从自身"内发"地变得快乐。如果放任患者处于无法获得快乐的状态，他们内心的不安就会逐渐积累，情绪也会越来越低落。

最终，患者可能会陷入抑郁状态，精神行为症状也可能恶化。那么，我们该怎么应对这种情况呢？

如果不能内发地快乐起来，那"外发"地快乐起来不就好了吗？

所谓外发的快乐，简单来说就是不是"因为快乐所以笑"，而是"因为笑所以快乐"的一个状态。即使没有值得什么开心的事，也先试着笑一笑。笑着笑着，自然而然地就会开心起来。

实际上，有一项研究调查了假笑是否能让心情变得积极。

研究中，从 24 岁到 43 岁的 17 人在没有幽默等内发性刺激的状态下假笑了一分钟。结果显示，比起假笑之前，这 17 人在假笑之后积极情绪明显高涨了起来。

而且也有研究表明，不出声地微笑和放声大笑这两种笑容虽然都能使积极情绪高涨起来，但放声大笑的涨幅更高。

笑确实能让人快乐起来，那怎样才能让患者笑呢？说一句"麻烦你做个假笑出来"行得通吗？患者肯定会说"我又不开心，根本笑不出来。"

此时，我们就要运用"情绪感染"。

当有人哭泣时，我们有时会跟着一起哭泣，尽管自己并没有遇到悲伤的事。有人大笑时，我们有时也会跟着一起大笑，尽管并没有什么滑稽的事情发生。

并且，我们跟着一起哭的时候自己也会感到悲伤，跟着一起笑的时候自己也会感到快乐。这在心理学上叫做情绪感染。运用情绪感染，就可以让认知障碍症患者展现笑容，让他们心情变得愉悦。

不过普遍认为，越是平和的情感，越不容易引发情绪感染。相反，越是强烈的情感，越容易引发情绪感染。

此外，研究还发现，轻度认知障碍患者比健康人群更容易受到情绪感染，而认知障碍症患者则比轻度认知障碍患者更容易受到情绪感染。虽然不能确定这种现象的具体原因，但可能是由于患者难以控制自我，所以很容易受到他人的影响，换言之就是容易与他人同步。

另外，之前在第二章里也介绍过，一项研究结果显示认知障碍症患者虽然很难读懂愤怒、悲伤和恐惧等表情，但 90% 以上的患者都能读懂喜悦的表情。所谓喜悦的表情就是笑容，所以不用担心患者读不懂笑容的含义。也就是说，只要周围的人们放声大笑，这种笑容也会感染到认知障碍症患者，让他们的心情变得愉快起来。

除此之外，我们每个人都有着"社会促进"的特点。社会促进是指大家一起做某事会比一个人单独做同样的事时更有进展的现象。

比如说，如果给笼子里的一只老鼠喂食，那这只老鼠吃到一定程度后就会停止进食。如果此时再往笼子里放一只老鼠，让这只老鼠开始进食的话，之前那只本该吃饱的老鼠也会再次开始进食。

我们也是一样，相比于一个人吃饭，大家伙儿聚在一起吃饭时感觉更有食欲，这就是社会促进。不只是人类，相对来说较为高等的哺乳动物们也具备这种特质。

也就是说，如果大家一起放声大笑，那一定能取得更好的情绪感染效果。

综上我们可以得知，要想让认知障碍症患者的心境变得积极，外发的笑容是个很有效的方法，而且患者身边人们的笑容是关键。

在护理患者时，我们很多时候都一本正经，表情动不动就严肃过头。但是对于患者来说，一本正经的表情意味着"生气"。

因此，我们在看护时哪怕并没有遇到什么有趣的事，也要先扬起嘴角，张开嘴巴，试着笑一笑。这样不仅能让自己的心情变得积极向上，也能把笑容传染给认知障碍症患者，让他们也绽放笑容。

患者笑了，看护的人自然也会高兴。此时看护人从内心感到快乐，从而露出了笑容。笑容催生出一个良性循环，让每个人都能拥有愉快的心情。

## 尝试一下"微笑广播体操"吧！

想要让认知障碍症患者的生活安定下来，仅仅让他们心情暂时变积极是不够的，必须让他们的积极心态能够一直持续下去。而想让积极的心态持续下去，反复感受强烈的积极情绪是十分重要的。

也就是说，患者的笑容不能是一次性的，而是要让其成为定期的、持续性的笑。但是看护人一边看护患者一边反复大笑，确实是件困难的事。

因此，我想在此推荐"微笑广播体操"。

微笑广播体操是指在普通广播体操的基础上，在适当的时间点暂停音乐，让领操员喊出"预备，起！"的口号，然后大家一起"哈哈哈"地出声大笑。这种笑当然是假笑，但如此重复几次之后，人们真的会因此变得快乐起来。

至于这种方法的效果如何，我的研究室的研究生们还在探究的过程中。虽然暂时还没有得出结论，但参与研究的认知障碍症患者们的情绪很明显变得积极向上了。

不过，虽然是极少数，但确实有患者由于情绪变得过于积极导致活动积极性提高，进而出现了漫游症状。

如何有效控制上述反应是我们今后将要面临的问题。如果你照顾的患者笑容很少，活动积极性也很低的话，可以试着一边做广播体操一边一起大声地笑上几声。只要坚持下去，不论是看护人还是被看护人的心情都会变得积极，生活也会逐渐安定下来。

不过，不管是否患有认知障碍症，有些老年人都不能很好地把自己的感情表现在脸上。这些人即使没有露出笑容，心态也是积极向上的，这一点务必注意。

# 结语

认知障碍症患者难道不孤独吗?

很久之前,这个疑问就在我的内心里生根发芽了。为什么患认知障碍症的老人和他们的家人没法好好沟通呢?为什么他们一天内要那么多次地向养老院的工作人员诉苦,说自己想回家呢?也许正是在思考这些问题的过程中,我的内心感受到了认知障碍症患者的孤独。

于是,以某两件事为契机,我开始对认知障碍症患者的孤独问题进行更深入的思考。同时我也深刻地意识到,患者在交流上的特征也是我必须进行研究的问题之一。只要明白认知障碍症患者在交流上的特征,就可以在此基础上与他们进行接触,这样一来,他们心中的孤独也许能够稍作缓解。

那两件事中的第一件事,就是在第二章中介绍过的 Telenoid 实验。

在这个实验中，我们与患有认知障碍症的老人进行每周两次、一次十分钟的交流对话，共计持续了十个月。老人们和学生们面对面交谈的时候总是兴致索然，但如果是通过 Telenoid 进行交谈，他们就会高兴地侃侃而谈。我们每个人都具有鲜明的个性，也许是因为 Telenoid 与人类不同，个性十分模糊，所以老人们对 Telenoid 感到放心。但除去这个原因，能看得出来那些老人本身也有着强烈的与他人交流的欲望。

第二件事是我在开发 CANDy 的过程中，一位养老院的工作人员告诉我："我很少和认知障碍症患者有日常对话上的交流。"其实这一现状能从一些研究数据中直接得出，我自己之前也是知道的。但从工作人员的口中得知这一点后，我再次深感这是一个非同小可的问题。

所谓日常对话，大部分都是就最近发生的事情展开的。比如自己最近做过的事，看到过的电视或报纸上的报道，平日里的所见所闻都是话题的中心。但是，认知障碍症患者却记不清最近发生过的事。工作人员正是因为清楚这一点，所以才认为和认知障碍症患者的交流十分困难，于是他们下意识地将患者拒之门外，不愿有过多交流。

若是如此，我们难道不应该清晰地掌握认知障碍症患者的交流特征，并思考相应的对策吗？正是出于这样的考虑，我们才开始了有关认知障碍症患者交流特征的研究。并且，针对因缺乏交流而产生的困难，和因孤独而痛苦的认知障碍症患者的心态，我们也展开了研究，探寻让这些问题走向更加积极向上的一面的方法。

本书是根据目前的研究成果撰写的。我们的研究才刚刚起步，拿出的成果也只是很小的一部分。今后我们也将从各种不同的切入点去挑战这些研究课题。

在本书的撰写过程中，我引用了以我的研究室的毕业生和研究生为主要研究人员的许多研究。

大庭辉老师，博士，作为后起新秀的研究人员，目前在京都府立医科大学医学部精神医学教室担任特任助教；铃木则夫先生，在滋贺县立综合医院老年内科担任临床心理师·语言听觉师的同时，以在职研究生的身份为取得博士学位而继续进行着科研事业；新田慈子女士，以作为语言听觉师在养老院工作的经验取得了硕士学位。以及辻祐美女士，同样以在职研究生的身份取得了硕士学位，目前在大阪府社会福祉事业团 OSJ 研修与研究中心作为研究员进行着实践研究。四位对我在本书中介绍他们一部分宝贵的研究成果表示欣然同意，我在此表示衷心的感谢。

对共同致力于 CANDy 开发研究的高知大学医学部精神科教授数井裕光老师、社会医疗法人天马马场纪念医院的心理师梨谷龙也先生、kokoromi 股份公司董事长神山晃男先生、社会福利法人大阪府社会福祉事业团的浅野治子女士和高上忍先生，以及为我们资助了研究资金的公益社团法人日本生命财团，我在此致以诚挚的感谢。

此外，我还要向给了我撰写本书机会的光文社新书主编三宅贵久先生，以及整理了我的各类研究成果并为其打造出精彩结构的佐佐木德子女士表示衷心的感谢。多亏了这两位的努力，我才能将这本书带给更多对认知障碍症患者的内心世界抱有关心的读者。

最后，我想介绍一下我的母亲和我之间的交流。

我和认知障碍症最初的接触是在小学。看着母亲照顾患有认知障碍症的外婆的模样，我虽然感到困惑，但内心也被深深地震撼了。随着时间的推移，我开始着手于探寻认知障碍症患者内心世界的研究，想来就是因为受到了小学时那段经历的间接影响。

而曾经那般辛劳的母亲，如今也已经八十多岁高龄，因为患有一种不同于认知障碍症的脑神经系统疾病而住进了养老院。她现在无法进食、无法说话，带着胃造瘘每日卧床不起。但是，每当我轻轻抚摸一会儿她的手，她就会露出笑容。为了能见到这个笑容，我一次次地从我居住的大阪前往母亲所在的千叶县。

母亲几乎说不出话，也几乎表达不出自我。我与她的交流方式就是我抚摸她的手，她朝我微笑，仅此而已。然而，如此简单的交流中饱含着我和母亲六十多年来的感情。

每当我探望住在养老院的母亲时，我都会觉得，卧床不起的母亲在悉心教导我人与人之间交流的奥妙。

2018 年 12 月

佐藤真一

# 参考文献

## 第一章

<CANDy 的相关信息 >

佐藤眞一（2016）日常会話形式による認知症スクリーニング法の開発と医療介護連携、第 24 回ニッセイ財団高齢社会ワークショップ

http://www.nihonseimei-zaidan.or.jp/kourei/pdf/2016_sato.pdf

大庭輝・佐藤眞一・数井裕光・新田慈子・梨谷竜也・神山晃男（2017）「日常会話式認知機能評価（ Conversational Assessment of Neurocognitive Dysfunction; CANDy）の開発と信頼性・妥当性の検討」『老年精神医学雑誌　28：379-388』

Oba H, Sato S, Kazui H, Nitta Y, Nashitani T, & Kamiyama A (2018) Conversational assessment of cognitive dysfunction among residents living in long-term care facilities. International Psychogeriatrics, 30, 87–94. DOI: 10.1017/S1041610217001740.

CANDy 主页
http://cocolomi.net/candy/

< 认知功能检查带来的痛苦 >
Lai, J. M., Hawkins, K. A., Gross C. P., & Karlawish, J.H. (2008) Self-reported distress after cognitive testing in patients with Alzheimer's disease. Journal of Gerontology Biological Sciences & Medical Sciences, 63(8), 855–859.

## 第二章

< 人际交流渠道 >

大坊郁夫著（1998）『セレクション社会心理学 14 しぐさのコミュケーション ――人は親しみをどう伝えあうか』サイエンス社

<非语言沟通 >

マジョリー・Ｆ・ヴァーガス著、石丸正訳（1987）『非言語（ノンバーバル）コミュニケーション』新潮選書

Birdwhistell R L (1970) Kinesics and Context: Essays on Body Motion Communication. Philadelphia: University of Pennsylvania Press.

アルバート・マレービアン著、西田司・津田幸男・岡村輝人・山口常夫訳（1986）『非言語コミュニケーション』聖文社

<表情认知 >

Henry J D, Ruffman T, McDonald S, O'Leary M A, Phillips L H, Brodaty H, & Rendell P G (2008) Recognition of disgust is selectively preserved in Alzheimer's disease. Neuropsychologia, 46, 1363–1370.

<护理工作人员上班时间的比重 >

Mallidou A A, Cummings G G, Schalm C, & Estabrooks C A (2013) Health care aides use of time in a residential long-term care unit: a time and motion study. International Journal of Nursing Studies, 50, 1229–1239.

<护理工作人员和被护理人的对话 >

Ward R, Vass A A, Aggarwal N, Garfield C, & Cybyk, B (2008) A different story: exploring patterns of communication in residential dementia care. Ageing and Society, 28,629–651.

<Telenoid 对话实验的相关信息 >

Kuwamura K, Nishio S, & Sato S (2016) Can we talk through a robot as if face-to-face? Long-term fieldwork using teleoperated robot for seniors with Alzheimer's disease. Frontiers in Psychology, 7: DOI.org/10.3389/fpsyg.2016.01066

# 第三章

<认知障碍症整体的相关信息 >

日本神経学会監修（2017）『認知症疾患診療ガイドライン 2017』医学書院

<DSM-5 的相关信息 >

American Psychiatric Association 編、日本精神神経学会監修、高橋三郎・大野裕監訳（2014）『DSM-5　精神疾患の分類と診断の手引』医学書院

< 认知功能的后备力的相关信息 >

Stern Y (2014) Cognitive Reserve: Theory and Applications. Routledge: Oxford.

< 修女研究的相关信息 >

デヴィッド・スノウドン著、藤井留美訳（2004）『100 歳の美しい脳　アルツハイマー病解明に手をさしのべた修道女たち』ＤＨＣ

# 第五章

< 虐待行为的相关信息 >

豊島彩・田渕恵・佐藤眞一（2016）「若者における高齢者虐待の認識度と高齢者への態度との関連——虐待の背景に着目して」『老年社会科学　38：308-318』

< 情绪感染和激发乐观精神的相关信息 >

辻祐美（2017）「認知症高齢者のケアに対する感情研究の応用可能性」『老病死の行動科学　21：33-43』